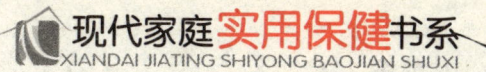

现代家庭实用保健书系
XIANDAI JIATING SHIYONG BAOJIAN SHUXI

图解常见病 手部按摩疗法

陈江华 编著

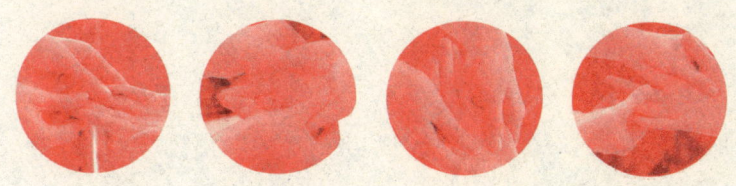

上海科学普及出版社

图书在版编目(CIP)数据

图解常见病手部按摩疗法/陈江华编著. -- 上海：
上海科学普及出版社，2013.5
ISBN 978-7-5427-5542-1

Ⅰ.①图… Ⅱ.①陈… Ⅲ.①常见病-手-按摩疗法
(中医)-图解 Ⅳ.①R244.1-64

中国版本图书馆CIP数据核字(2012)第249561号

责任编辑　宋惠娟　胡　伟
特约编辑　许佳年

图解常见病手部按摩疗法
陈江华　编著
上海科学普及出版社出版发行
(上海中山北路832号 邮政编码200070)
http://www.pspsh.com

各地新华书店经销　北京洲际印刷有限责任公司印刷
开本787×1092　1/16　印张13　字数180千字
2013年5月第1版　2013年5月第1次印刷

ISBN 978-7-5427-5542-1　　　　定价：25.00元

前　言

按摩疗法是祖国传统医学宝库中的一朵奇葩，它以脉象、经络等中医学理论为指导，运用各种不同的按摩手法，在人体适当的部位进行操作，产生的刺激信息通过反射的方式，对人体的神经、体液等功能施加影响，达到防治疾病、消除疲劳、增强体质、健美防衰、延年益寿的目的。按摩手法由于简单易学、效果显著，因此深受人们的喜爱，几千年来流传不衰，并已风靡全球。

现代社会由于人们生活节奏加快，各种压力不断增加，很多人都处于一种亚健康状态。越来越多的人把关注健康的目光转向了保健按摩。为了帮助读者轻松掌握各种保健按摩的手法、要领和相关知识，我们编写了《图解常见病经穴按摩疗法》、《图解常见病足部按摩疗法》、《图解常见病手部按摩疗法》这套丛书。

这套丛书在中医理论的基础上，重点介绍了常用经穴、足部、手部的按摩手法以及常见病症的按摩方法，内容翔实，突出实用。其最大的特点是图文对应，一目了然；语言通俗易懂，一看就会，为人们的健康生活提供了简单、有效的指导。

目 录

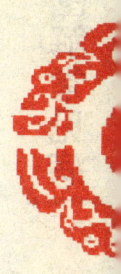

第一部分　手与人体

一、手与健康 …………………… 3
　1. 手与大脑的神经 ……… 4
　2. 手掌与内脏反应穴位分区
　　………………………… 8
　3. 手与十二条经络 …… 10
二、手上的常用穴位 ………… 13
　1. "全息反应"说 …… 13
　2. 经穴与经外奇穴 …… 20
　3. 手部反射区 ………… 31
　4. 手部病理反应点 …… 47
　5. 手部全息穴位 ……… 54

第二部分　手部按摩疗法

一、按摩方法 ………………… 61
　1. 按摩的顺序 ………… 61
　2. 手背按摩法 ………… 62
　3. 手指按摩法 ………… 69
　4. 手掌按摩法 ………… 72
　5. 手腕 ………………… 78
　6. 前臂（手臂）……… 80

二、按摩要领 …… 86
1. 姿势 …… 86
2. 多用腕关节 …… 86
3. 拇指指间关节要屈曲 …… 87
4. 勤换手 …… 87
5. 手部按摩的注意事项 …… 88

三、常用手法 …… 89
1. 推法 …… 89
2. 拿法 …… 89
3. 按法 …… 90
4. 点法 …… 90
5. 掐法 …… 91
6. 揉法 …… 91
7. 捏法 …… 91
8. 擦法 …… 92
9. 摇法 …… 92
10. 拔伸法 …… 92

四、按摩要求 …… 93
1. 按摩工具 …… 93
2. 按摩的时间 …… 93
3. 按摩的力度 …… 94
4. 按摩的方向与顺序 …… 95
5. 手部按摩的选穴 …… 95
6. 按摩膏的使用 …… 96

五、按摩宜忌 …… 97
1. 适应证 …… 97
2. 禁忌证 …… 98
3. 注意事项 …… 98

第三部分 身体病症

一、头面部病症 …… 103
1. 头痛 …… 103
2. 三叉神经痛 …… 105
3. 面瘫 …… 107
4. 眩晕 …… 109

二、五官病症 …… 112
1. 牙痛 …… 112
2. 耳鸣 …… 114
3. 鼻炎 …… 116
4. 近视 …… 118

三、肩颈病症 …… 121
1. 颈椎病 …… 121
2. 肩周炎 …… 123

四、腰腿病症 …………… 127
    1. 急性腰扭伤 …………… 127
    2. 慢性腰肌劳损 ………… 129
    3. 腰椎间盘突出 ………… 132
    4. 坐骨神经痛 …………… 134

第四部分　内科病症

一、呼吸系统 …………… 139
    1. 感冒 …………………… 139
    2. 慢性支气管炎 ………… 141
    3. 慢性咽炎 ……………… 143
    4. 哮喘 …………………… 145
    5. 咳嗽 …………………… 148

二、消化系统 …………… 151
    1. 慢性胃炎 ……………… 151
    2. 胃下垂 ………………… 153
    3. 腹泻 …………………… 155
    4. 便秘 …………………… 157
    5. 痔疮 …………………… 159
    6. 胆囊炎和胆石症 ……… 161
    7. 慢性肝病 ……………… 163

三、循环与泌尿系统 …… 166
    1. 高血压 ………………… 166
    2. 低血压 ………………… 168
    3. 心脏病 ………………… 171
    4. 慢性肾炎 ……………… 173
    5. 尿石症 ………………… 175

四、内分泌系统 ………… 178
    1. 肥胖症 ………………… 178
    2. 糖尿病 ………………… 180
    3. 甲状腺功能亢进症……
    …………………………… 182
    4. 前列腺疾病 …………… 184

第五部分　生殖疾病

    1. 性冷淡 ………………… 189
    2. 遗精 …………………… 191
    3. 阳痿 …………………… 193
    4. 不孕 …………………… 196
    5. 不育 …………………… 198

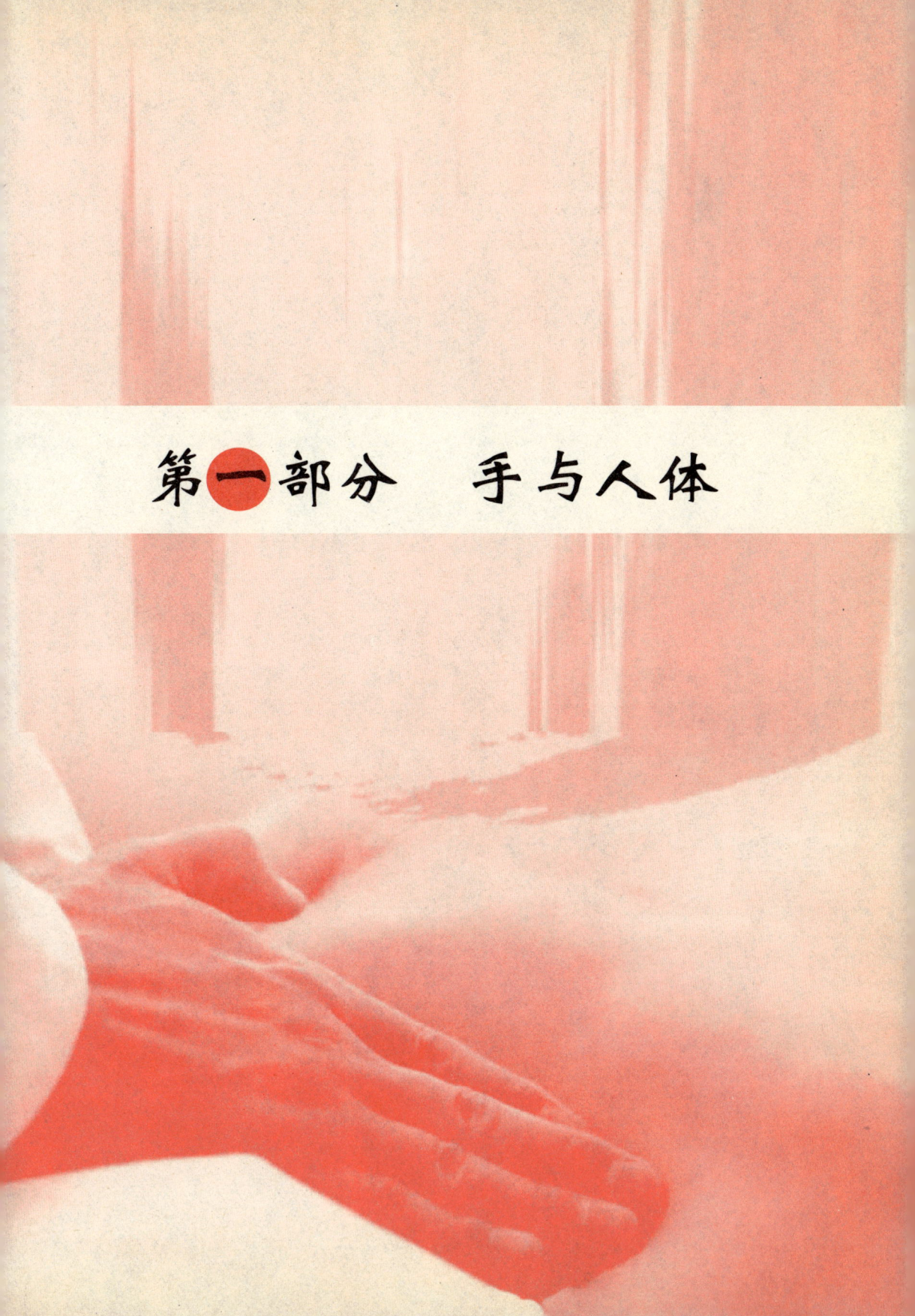

第一部分　手与人体

一、手与健康

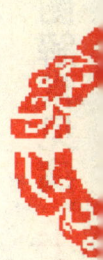

从古到今,人们对自己的双手都很重视,因为是人类的双手创造和改变了这个世界。《黄帝内经》中说:"夫四末阴阳之会者,此气之大络也。"意思是说手足是阴阳经脉气血会合联络的重要部位。人体生命力的旺盛和衰弱,与手足的功能有着密切的关系,手足灵活,则四肢发达,生命力旺盛;反之,手足不灵活,则行动缓慢,人体的功能就差。

手是人体非常重要的一个组成部分,手骨由54块骨骼和几十个关节、肌肉和韧带组成。手部血液循环极为丰富,微循环密集,有极为丰富的毛细血管网营养和神经末梢支配。这些解剖和生理特点使双手动作灵活自如。手掌皮肤汗腺无汗毛,这种皮肤现象是掌部皮肤的重要特征之一。手背温度与体表温度相仿,手掌温度高于体表温度0.2~0.8℃。手部有六条手经分布,它们分别是手太阴肺经、手厥阴心包经、手少阴心经、手阳明大肠经、手少阳三焦经和手太阳小肠经。其中手三阳经从手走头,与大脑及头面部各器官直接联系;手三阴经由胸走手,与心、心包、肺等胸部脏器密切联系。手三阳经和手三阴经分别在头面和胸腹部与足三阳经、足三阴经交接,并通过经脉循行与任脉、督脉相联系,从而与全身各脏腑、组织、器官相沟通。手部贯通十四经气,分布的经穴、经外奇穴和病理反应点等近400个,病理反射区70多个。因此,双手特别敏感,且功能齐备,为人体使用最多的组织器官,与身体健康有着密切的关系。

人体是一个统一的整体,五脏六腑、四肢百骸、五官九窍各司其职,有着不同的生理功能,共同维持着人体的生命活动。根据生物全息律学说及中医的整体理论、经络学说,脏腑、组织、器官的生理功能和病理变化都能反映到手部。如自主神经功能失调的人，手和脚就多汗；维生素 A 缺乏者，手足皮肤就粗糙、角化；微量元素锌缺乏时，手指尖可出现糜烂、脱屑；头脑血液循环不良，可在指甲部出现黑红瘀斑；胃肠功能不好者，食指的半月甲呈粉红色；肝功能有问题者，指甲常嵌入肉里，或呈勺型；便秘者张开五指，就会感觉到食指尺侧靠近指蹼根部疼痛。

经常活动双手和按摩双手就可起到防病治病和保健的作用。双手的经常摩擦按揉可改善血液循环，可防治脑动脉硬化、降低血脂，可使消化系统保持通畅；如常按摩双手的大小鱼际可宣肺止咳、健脾和胃、调肝明目、促进心脏功能正常；按揉五指可使四肢灵活，双脚活动自如；常擦手背可改善脊柱的功能，镇静安神，消除紧张情绪，放松全身肌肉，降低血压；按揉中渚穴可治疗头痛、眩晕；经常按摩肺、支气管反射区，可防治肺与支气管疾病。灵活的双手是人们智力发达的表现即所谓"心灵手巧"。双手经常摩擦按揉可激发大脑潜能、增加智力。

以上说明了人体双手与全身各脏腑、组织、器官有着密切的联系，双手确实能反映某些脏腑、组织和器官的病理变化。按摩双手某些穴位或反射区确实能防治疾病，提高人体的健康水平。

1. 手与大脑的神经

在自然界，看似一点关系都没有的事物，它们间却有着千丝万缕的联系，比如树木，高高的枝叶与泥土的关系看似疏远却紧密相连，如果是贫瘠的泥土，那枝叶就无法繁荣。

现在，我们来看看手与大脑的关系：大脑分为左、右两个半球。就好比是东半球与西半球一样互不相联又遥遥相对。

大脑两半球最上面的一层叫大脑皮质，厚约 3 厘米，呈灰色。大脑半球的表面并不是整齐光滑的，而是有许多的沟裂，凹凸起伏，并以这些沟裂为界，把大脑半球分为额叶、顶叶、枕叶和颞叶，它们由大约

140亿个神经细胞组成。两侧大脑半球由胼胝体相连,胼胝体由密集的神经纤维构成,起着联系两侧大脑半球的作用,使两侧皮质协同活动。

大脑皮质的基本活动过程是兴奋和抑制,基本活动方式是反射,如手碰到烫的物体会立即缩回,针尖刺着我们的体肤就感到痛,这个过程就是反射。

我们的大脑皮质是神经系统的最高中枢,是身体一切活动的最高司令部,因此,它结构复杂,分工精细,以其不同的功能而分为很多区,归纳起来大脑分为两大区:一是感觉区,一是运动区(图1-1)。

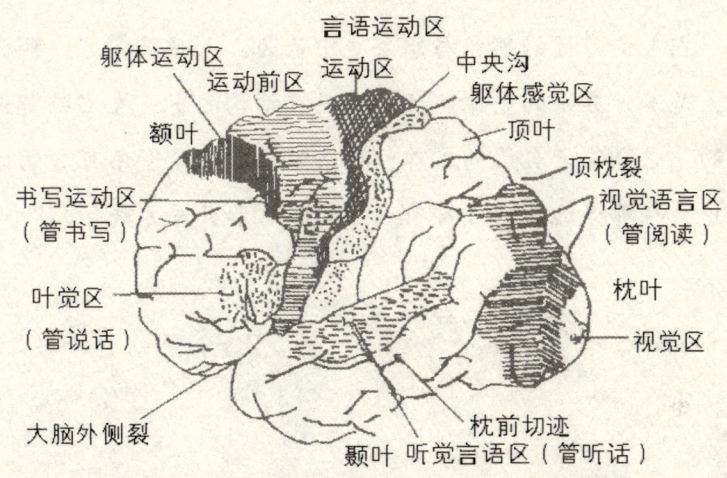

图1-1 大脑皮质的感觉区与运动区(左外侧面)

(1) 感觉区

感觉区的主要功能是接受传入神经从不同的感受器传来的神经运动,从而感受到痛、触、热、冷、光及声等刺激。在高级神经活动下,由皮质的运动区将"指令"经由传出神经传到有关的器官(效应器),产生各种运动,如肢体、心脏、呼吸及内脏的活动等,还有复杂的关于听、说、读、写的语言功能,它们全部是在大脑皮质的参与下实现的。但也有某些皮质区起着主要作用,如听觉语言区、视觉语言区等。

很多人不知道我们的大脑在工作时,常常是一部分神经细胞处于兴奋状态，而另一些神经细胞是处于抑制状态的。例如，你在专心于某件事情之时，会听不见周围的声音，这时大脑皮质与某件事情有关的部分处于兴奋状态，而同时与听觉有关的部分则处于抑制状态。

当我们睡眠时，在大多数情况之下，大脑皮质是受到广泛抑制的。然而，大脑也在不断地感受人体各部分刺激的影响，如躯体运动器官的活动对大脑运动区及运动前区，特别是大脑皮质各投影部位有重要作用。在大脑皮质中，手的反射区包括拇指、食指、中指、无名指、小指、手、腕、前臂等反应点，并与手指运动区有密切关系（图1-2）。

在人们习惯的思维与想法之中认为，人脑是像球一样的圆球，是不可分割的整体。可是在内在结构之中，左右脑都是独立的，它分管着自己的工作，有条不紊。在这密不可分的结构之中，在那遥远的地方却有着它的接收和开关系统。

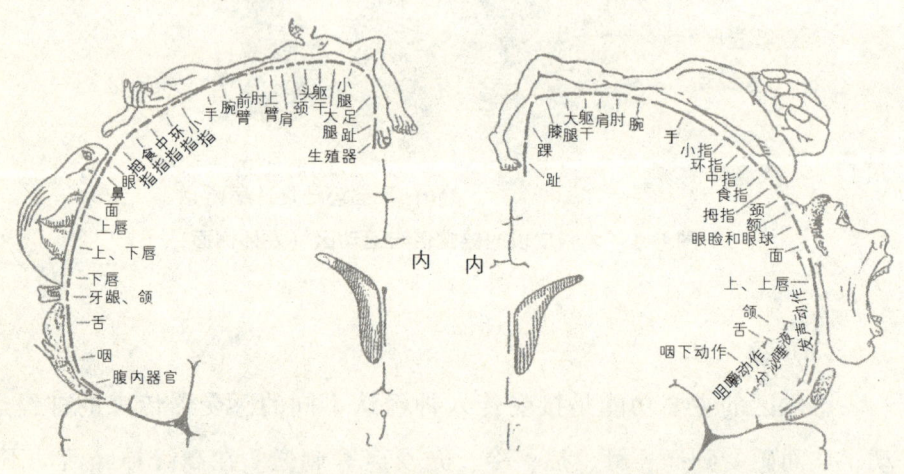

图1-2　人体各部肌群在大脑皮质的投射区的排列及所占面积示意图

先来看看我们手指部肌肉群的运动对于大体皮质是怎样产生影响的。我们的手部是人体对外界接触最为频繁的部位与器官，手对外界的触觉及冷暖等均有较精细而敏感的反应，它会把它所得到的情况如实地反映给大脑。从这一点就可以得出，如果手的运动被科学地运用，将对人类大脑的开发、智力的提高有极重要的意义,而由此通过传入神经传达大脑的信号,被用来加强或启动大脑对神经内分泌系统的双向调节,将给人体保健带来更为重要的作用。

(2) 双手的活动与大脑

很多的养生专家认为活动双手可以开发大脑,可以使人变得聪明,可以保健身体,这道理并不是人人都知道。

我们知道手部的血管神经很丰富,而手的血管神经一旦将运动感觉信号传至大脑,治疗便开始了。从传统医学理论来讲,手的三阳经起于手,而手的三阴经止于手,三阳三阴互为表里,手足经脉互为联系,手无疑也是经络气血的重要交会点(见图1-3)。因此,历代医学家无论在针灸、气功、按摩、推拿、中药外敷、穴位注射等治疗过程中,都十分重视手部的作用,并创立了一套实用而有效的手疗法,而且十分的有效。

这是人类对于人体健康的一大贡献。

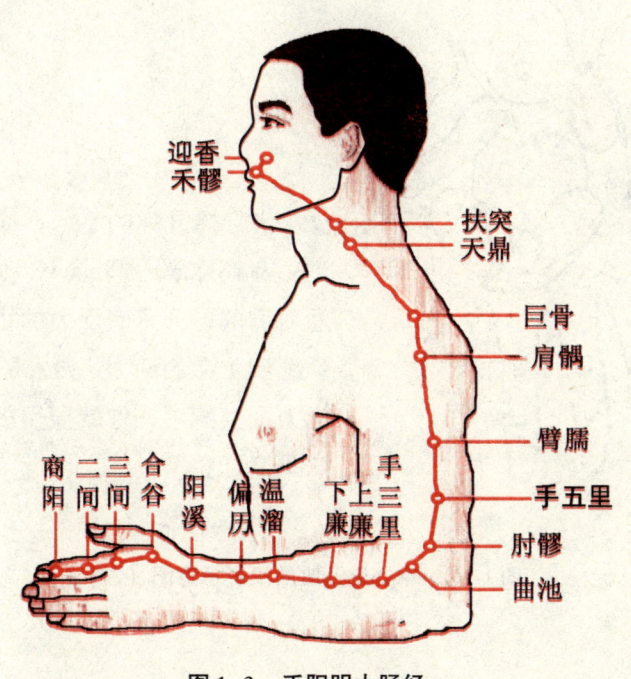

图1-3 手阳明大肠经

2. 手掌与内脏反应穴位分区

现代医学研究发现，我们的手掌各区与五脏有一种对应和分布规律，这种规律正在被更多医学研究人员所认可，这不能说不是一件高兴的事情。

(1) 手掌分区

基本上是以大、小鱼际和掌心横纵纹理等体表标志划分，为自然分区。

(2) 内脏反应点在手掌上的分布规律

人体内脏在手掌上的反应图，像个胎儿躺卧在手掌上，其脏腑、组织按区分布。一般分为6个区（图1-4a，图1-4b）。

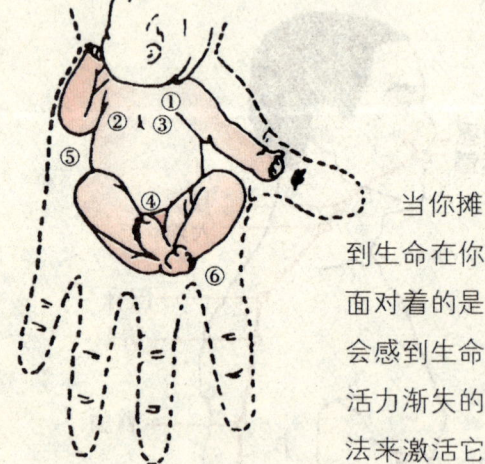

当你摊开你的手心，你感觉到生命在你掌心蠕动吗？如果你面对着的是一只有活力的手，你会感到生命的活力；如果是一只活力渐失的手，你就要用多种方法来激活它。

图1-4a 掌心胎儿脏腑投影示意图（左）

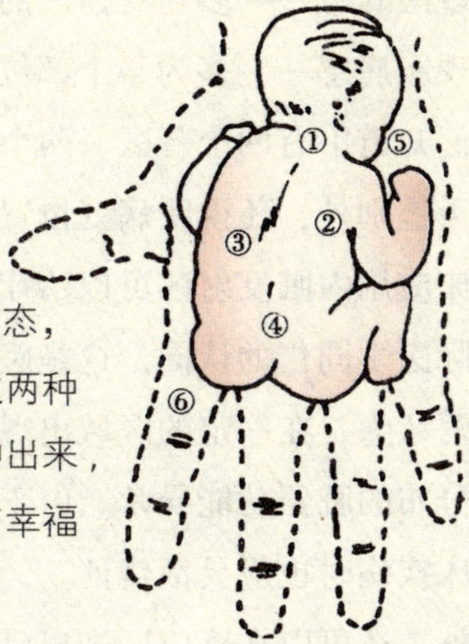

你的手是一直处于忙碌状态，还是处于闲置状态？如果与这两种情况基本相同，你不妨把手伸出来，让珍贵的、能为你带去健康与幸福的手彻底休息一会儿。

图1-4b 掌心胎儿脏腑投影示意图（右）

图中所示"①"为上区，分布胸腔器官。

图中所示"②"、"③"为中区，"②"为中一区，"③"为中二区，分布腹腔脏器。

图中所示"④"为下区，分布盆腔（生殖、泌尿）器官。

图中所示"⑤"为小鱼际区，分布呼吸器官。

图中所示"⑥"为食指根部，分布直肠、肛门。

（3）用手指或按摩棒点压上述区域确定对应关系

拇指指腹均匀地触压手掌，点压的顺序是先纵后横，严格按分布情况自上而下压诊。这需要一点专业知识，你只要多尝试几次就可以掌握其中的要领。

在点压之中，受术者的手掌心局部如果出现有酸麻胀痛这种情况时，你就要反复点压，以确定诊断部位。

左手出现感觉后，再点压右手，一般双手均有感觉，但程度有轻微差别。这需要用心去体会。

（4）根据点压时出现的感觉去判断病变性质

出现麻木感——多为体内隐藏顽固性疾病。

出现酸麻感——多为身体内的慢性疾病正在发生。

出现胀痛感——多为某个部位正在发生炎症病变。

我们知道手有两个肾区、两个卵巢区,当感应不同时,除了说明疾病的轻重差别外,还说明病变位置在左侧或右侧。

临床应用内脏反射区可以治疗疾病并收到良好疗效,这种认识正在引起国际医学同仁的认同,这是医学界的一大盛事。

中医认为,在一定的区域出现的感应,反映了该区实质有病,或是该区所分布的脏器功能异常。由于脏腑有其表里和属性的关系,所以运用于临床疾病时也应灵活辨证。

此外,还可以在感应区施以针刺等方法来达到一种非药物的治疗。这确实是一件有益的事情,可以让患者减少药物的伤害。

3. 手与十二条经络

大肠经——具井穴称为"商阳"。这个古老的穴位位于两只手的食指指甲下。这个穴位的功能主要与大肠活动有关,用指按压之时若有疼痛感,则表示患有消化不良等症(见图1-5)。

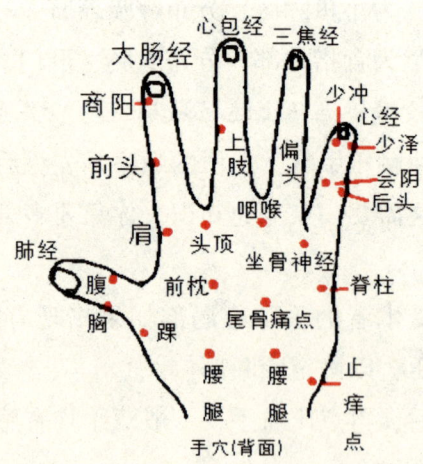

图1-5 手与十二条经络的关系图

肺经——位于拇指指甲侧的井穴称为"少商",该穴位跟肺或支气管等呼吸器官关系密切。指压时如果感觉疼痛,则表示有患感冒、气喘、支气管炎等症的迹象。指压右拇指时,如感觉疼痛,那就表示右侧呼吸器官异常;反之,左拇指感觉疼痛,则表示左侧呼吸器官功能有问题。

心包经——位于中指指甲下,称作"中冲"。心包经这个穴位跟心脏活动有极密切的关系,也是管理循环系统的经络。由于心包经也关系着小肠,所以,因情绪紧张而引起下痢等疾病时,指压中指时会感觉疼痛。

三焦经——位于无名指指甲下方,称作"关冲"。三焦经这个神秘的穴位管理着人体的淋巴循环及内分泌系统,也就是调节着人体内脏的平衡。因此,三焦经不顺畅时,体温的调节功能便无法顺利进行,会出现恶寒等症状。可以长时间按压这个穴位来达到调节身体平衡的目的。

心经——位于小指指甲角内侧,靠近我们的无名指侧,称作"少冲"。如果从字面上去分析就可以得出,这个称之为"少冲"的穴位直接与心脏及血液循环系统相关。所以,凡是因情绪紧张而引起的内脏不调和或疾病,都与心经有关。这个穴位是一个不可小视的穴位,它可以直接与你的心脏达成交流。

小肠经——与心经一样,处于小指指甲角外侧,位置正好跟少冲穴相对,称作"少泽"。小肠经这个穴位主管人体内小肠的活动,如果你有便秘等症状,指压小指会感觉疼痛,它也跟血液循环系统关系极为密切。

如果你还弄不清楚上面的讲述,就从经络的走向来看,从经络走向示意图中(图1-6),可以看出手三阴经与三阳经通过我们的手指进行气血的交接,在手的食指、小指、无名指上接通了6条经脉,与此同时,也可以看到由于经脉中手足经脉的对称关系,手足太阴与阳明脉相互对应而联结的关系。手足少阴与太阳经脉相互对应而联结,手足厥阴与少阳经脉相互对应而联结。因此,手食指端与足大趾端内侧,手小指端与足小趾端,手无名指端及足大趾端都具有某种对应关系,手足相应按摩点穴关系也是手疗中的一个重要组成部分。

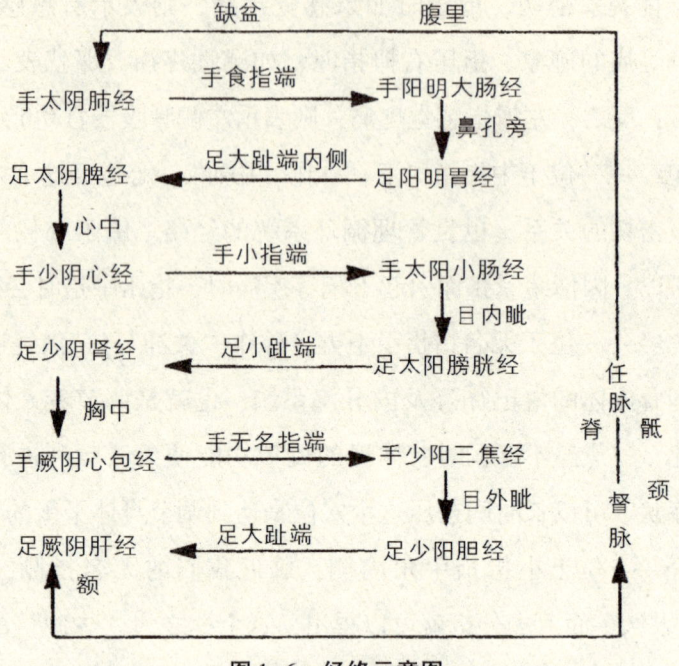

图1-6 经络示意图

你只要看清了图中所示的部位，就可以了。

下面是手三阴三阳经都分布循行于手经，这些"箭头"指向你生命的初始，请看：

手太阴肺经→循于上肢内侧前缘→列缺

手阳明大肠经→循于上肢外侧前缘→偏历

手厥阴心包经→循于上肢内侧中线→内关

手少阴心经→循于上肢内侧后缘→通里

手少阳三焦经→循于上肢外侧中线→外关

手太阳小肠经→循于上肢外侧后缘→支正

如果你了解上述经脉的这种对应分布规律，就不难了解为什么风靡全世界的中医疗法——手疗具有如此重要的作用了。

二、手上的常用穴位

1. "全息反应"说

全息反应为世界全人类所共有，正在被每一个家庭和理疗中心所认可，因为它能为人们带去健康与放松。

这种全息学说提出了人体的生物全息诊疗法，认为人体上的每一独立的解剖节段都包含着与全身器官全息对应的穴位。

让我们先来了解我们的手吧，我们手部的食指下第二掌骨侧的穴位首先被发现，一般常取用 12 个穴位，称为全息穴（图 1-7）。

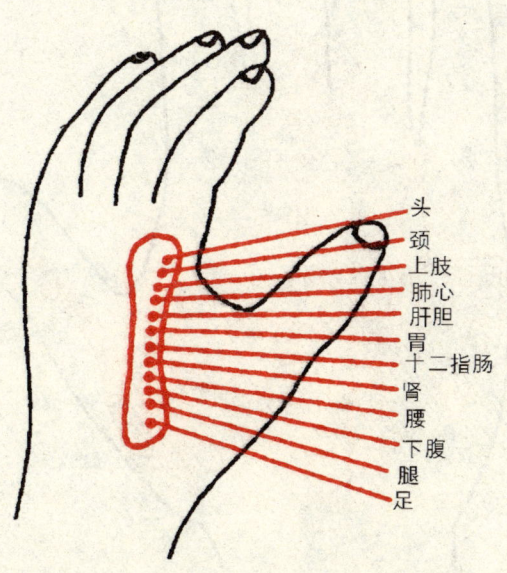

图 1-7　手的第二掌骨的人体全息示意图

在此基础上，实践中还发现我们的手部存在着许多与人体内部组织器官相对应的全息区，通过一定程度与一定力量的按摩，对于人体的调整作用是显著的。这些区域又独立于经穴与奇穴之外，发挥着自己的作用，也就是说，穴位和区域或许重叠，但仍有各自功能和作用的独立性。

全息学说的发现，丰富和完善了中医按摩针灸的理论体系，患者本人根据全息图即可方便地掌握身体各个部位在手足上的反应点，进行按摩治疗。对于这样好的放松方式，无论是经络学说还是全息学说，按摩穴位和反射区进行祛病疗疾是被实践证明了的行之有效的方法。针对某些疾病病症和身体不适，利用全息反应图可以方便地进行自我按摩，也可以接受他人的按摩，在一种放松之中得以迅速缓解乃至消除病症（图1-8，图1-9）。

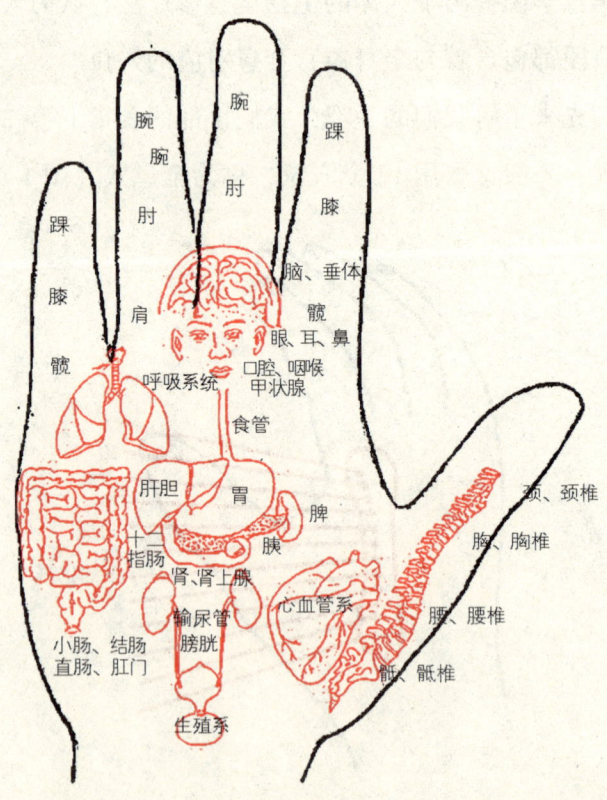

图1-8　手掌全息图

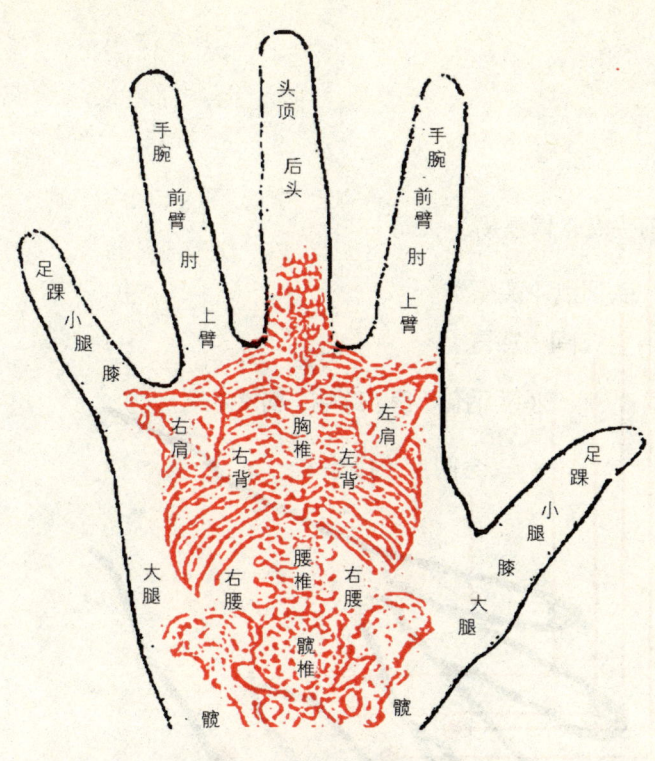

图1-9 手背全息图

下面是手部穴位与常见病症的治疗对应关系（图1-10，图1-11，图1-12，图1-13），以及手掌上常用的治疗点（图1-14，图1-15）。

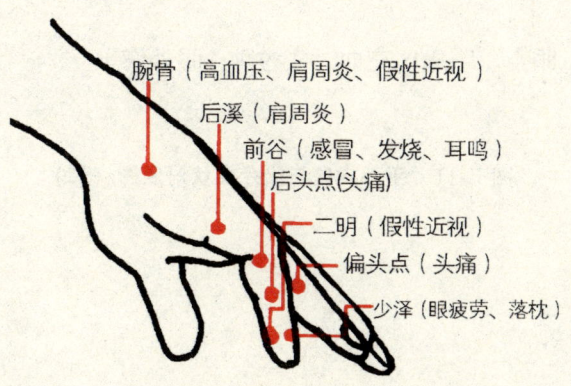

图1-10 手部穴位与治疗症状对照图（一）

15

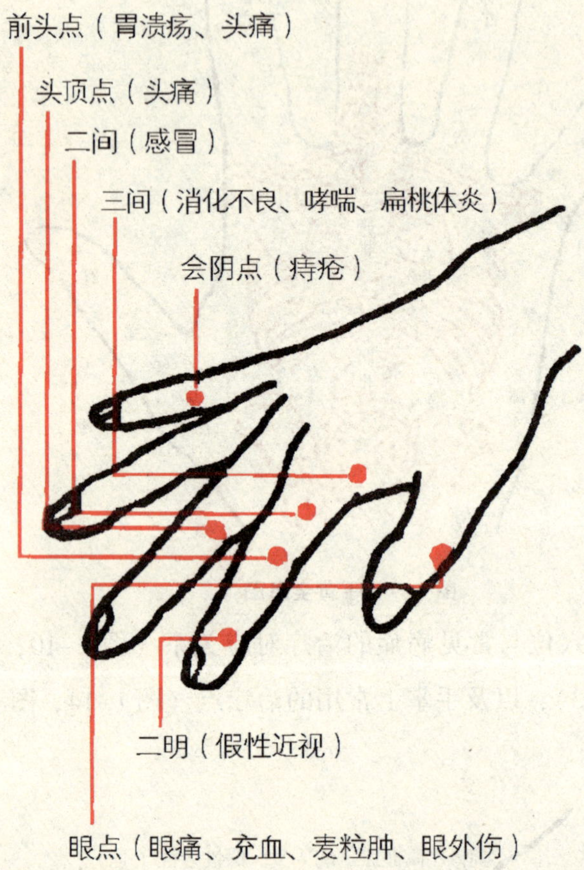

前头点（胃溃疡、头痛）

头顶点（头痛）

二间（感冒）

三间（消化不良、哮喘、扁桃体炎）

会阴点（痔疮）

二明（假性近视）

眼点（眼痛、充血、麦粒肿、眼外伤）

图1-11 手部穴位与治疗症状对照图（二）

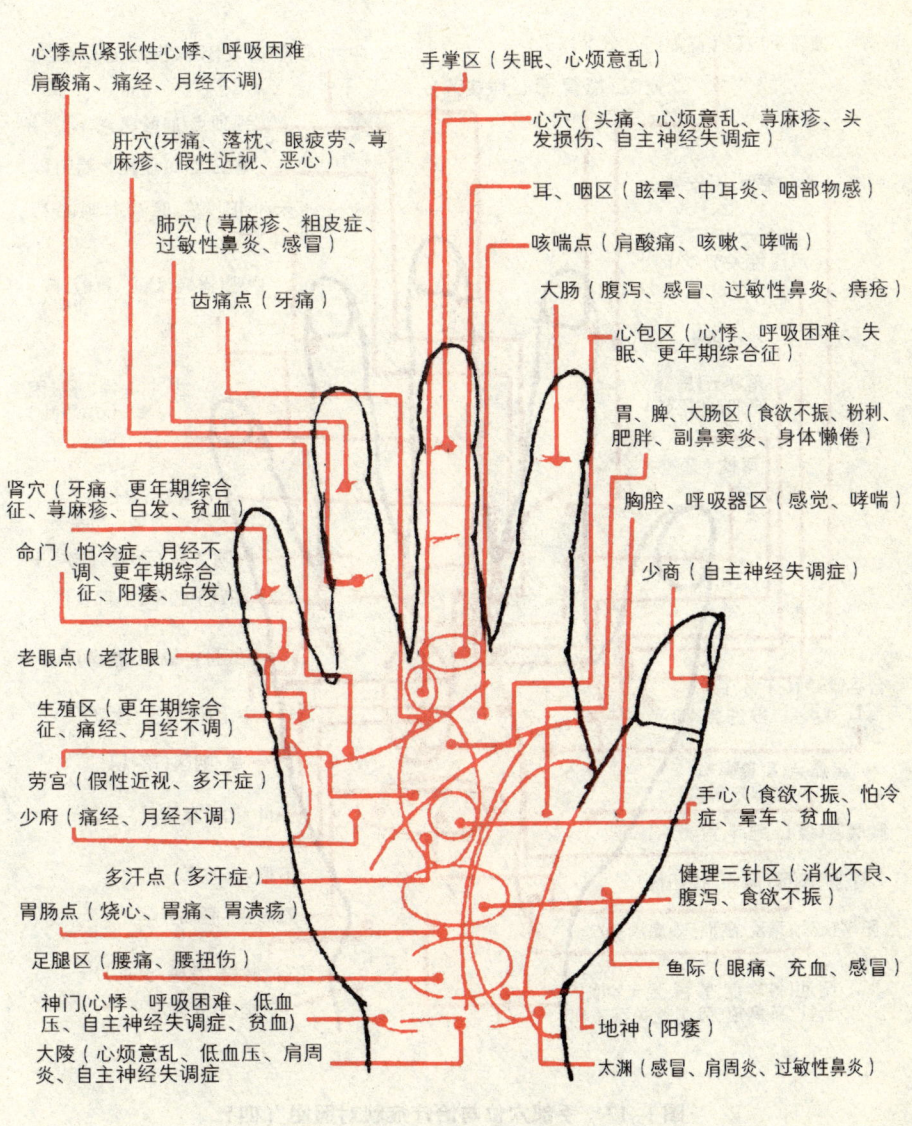

图 1-12 手部穴位与治疗症状对照图（三）

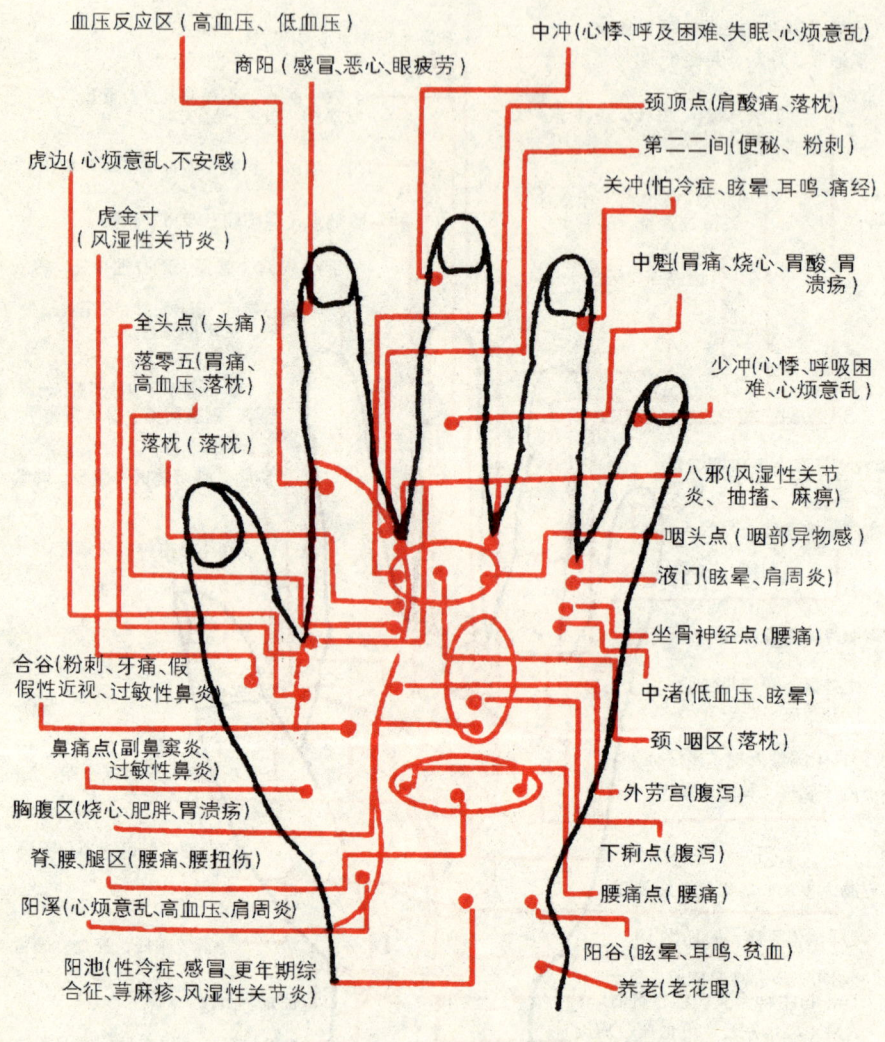

图1-13 手部穴位与治疗症状对照图（四）

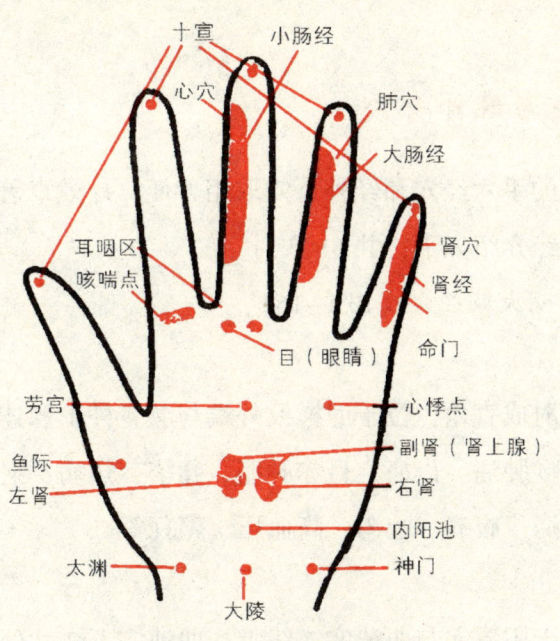

图 1-14 手掌常用治疗点

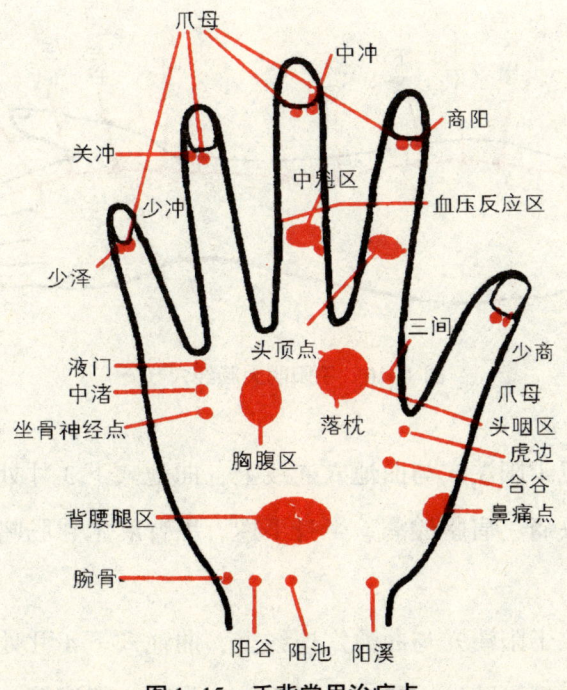

图 1-15 手背常用治疗点

2. 经穴与经外奇穴

两肘以下的手六经穴和经外奇穴取用方便，疗效卓著，为临床按摩所常用。现逐经介绍如下，共61穴。

(1) 手阳明大肠经穴（图1-16）

曲池

定位：屈肘成直角，位于肘横纹外端与肱骨外上髁连线的中点处。

主治：咽喉肿痛、齿痛、目赤肿痛、瘾疹、热病、上肢不遂、手臂肿痛、腹痛、吐泻、高血压、癫狂等。

手三里

定位：位于阳溪穴与曲池穴连线上，曲池穴下2寸处。

主治：齿痛颊肿、上肢活动不利、腹痛、腹泻等。

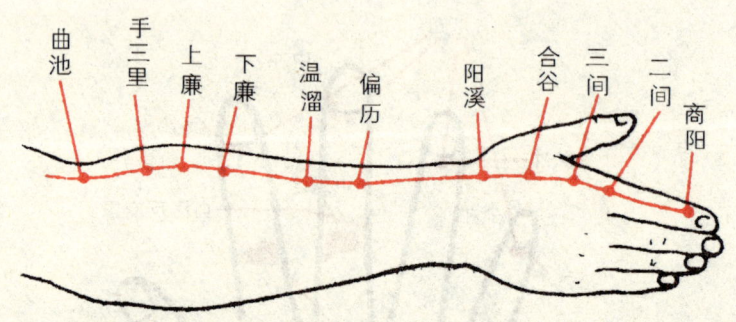

图1-16 手阳明大肠经穴（一）

上廉

定位：位于阳溪穴与曲池穴连线上，曲池穴下3寸处。

主治：头痛、肩膀酸痛、半身不遂、手臂麻木、肠鸣腹痛等。

下廉

定位：位于阳溪穴与曲池穴连线上，曲池穴下4寸处。

主治：头痛、眩晕、目痛、肘臂痛、腹胀、腹痛等。

温溜

定位：位于阳溪穴与曲池穴连线上，阳溪穴上5寸处。

主治：头痛、面肿、咽喉肿痛、疔疮、肩背酸痛、肠鸣腹痛等。

偏历

定位：位于阳溪穴与曲池穴连线上，阳溪穴上3寸处。

主治：目赤、耳鸣、鼻出血、喉痛、手臂酸痛、水肿等。

阳溪

定位：位于腕背横纹桡侧端，两筋之间的凹陷中（用力背屈拇指时可见）。

主治：头痛、目赤肿痛、耳聋、耳鸣、齿痛、咽喉肿痛、手腕痛等。

合谷

定位：位于手背第一、二掌骨之间，约平第二掌骨中点处。

主治：头痛、目赤肿痛、鼻出血、齿痛、牙关紧闭、口眼歪斜、耳聋、腮腺炎、咽喉肿痛、热病无汗、多汗、腹痛、便秘、经闭、滞产等。

三间

定位：握拳，当第二掌骨小头桡侧后凹陷中。

主治：目痛、齿痛、咽喉肿痛、身热、腹胀、肠鸣等。

二间

定位：握拳，当第二掌骨小头桡侧前凹陷中。

主治：目昏、鼻衄、齿痛、口歪、咽喉肿痛、热病等。

商阳

定位：位于食指桡侧指甲旁约0.1寸处。

主治：耳聋、齿痛、咽喉肿痛、颌肿、青光眼、手指麻木、热病、昏迷等。

(2) 手少阳三焦经穴（图1-17）

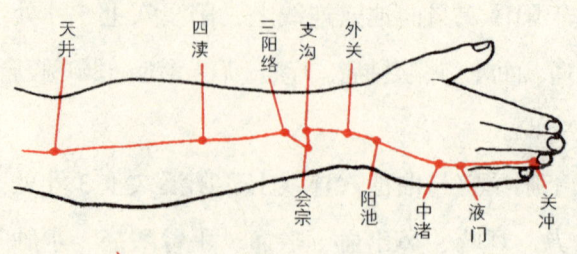

图1-17 手少阳三焦经穴

天井

定位：屈肘，位于尺骨鹰嘴上1寸许凹陷中。

主治：偏头痛、耳聋、癫痫等。

四渎

定位：位于前臂外侧，尺骨鹰嘴下5寸，桡骨与尺骨之间。

主治：耳聋、咽喉肿痛、暴喑、齿痛、上肢痹痛等。

三阳络

定位：位于腕背横纹上4寸，桡骨与尺骨之间。

主治：耳聋、暴喑、齿痛、上肢痹痛等。

会宗

定位：位于腕背横纹上3寸，支沟穴尺侧约1寸，于尺骨的桡侧缘取之。

主治：耳聋、癫痫、上肢痹痛等。

支沟

定位：位于腕背横纹上3寸，桡骨与尺骨之间。

主治：耳鸣、耳聋、暴喑、胁肋痛、便秘、热病等。

外关

定位：位于腕背横纹上2寸，桡骨与尺骨之间。

主治：热病、头痛、目赤肿痛、耳鸣、耳聋、胁肋痛、上肢痹痛等。

阳池

定位：位于腕背横纹中，指总伸肌腱尺侧缘凹陷中。

主治：目赤肿痛、耳聋、咽喉肿痛、疟疾、腕痛、消渴等。

中渚

定位：握拳，位于第四、五掌骨小头后缘之间的凹陷中，液门上1寸处。

主治：头痛、目赤、耳鸣、耳聋、咽喉肿痛、热病、手指不能屈伸等。

液门

定位：握拳，位于第四、五指之间，掌指关节前凹陷中。

主治：头痛、目赤、耳聋、咽喉肿痛、疟疾等。

关冲

定位：位于第四指尺侧指甲角旁约0.1寸处。

主治：头痛、目赤、耳聋、咽喉肿痛、热病、昏厥等。

(3) 手太阳小肠经穴（图1-18）

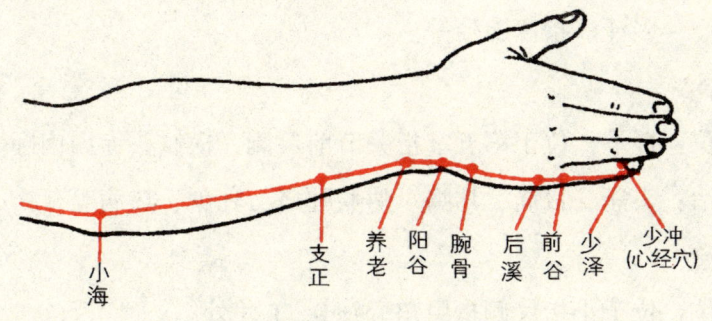

图1-18 手太阳小肠经穴

小海

定位：屈肘，当尺骨鹰嘴与肱骨内上髁之间的凹陷中。

主治：肘臂疼痛、癫痫等。

支正

定位：位于阳谷穴与小海穴的连线上，阳谷穴上5寸。

主治：头痛、目眩、热病、癫狂、项强、肘臂酸痛等。

养老

定位：以掌向胸，当尺骨茎突桡侧缘凹陷中。

主治：目视不明，肩、背、肘、臂酸痛等。

阳谷

定位：位于腕背横纹尺侧端，尺骨茎突前凹陷中。

主治：头痛、目眩、耳鸣、耳聋、热病、癫狂、腕痛等。

腕骨

定位：后溪穴直上，于第五掌骨基底与三角骨之间赤白肉际取之。

主治：头项强痛、耳鸣、目翳、黄疸、热病、疟疾、指挛腕痛等。

后溪

定位：握拳，位于第五掌指关节后尺侧，横纹头赤白肉际。

主治：头项强痛、目赤、耳聋、咽喉肿痛、腰背痛、癫狂、疟疾、多汗、指挛腕痛等。

前谷

定位：握拳，位于第五掌指关节前尺侧，横纹头赤白肉际。

主治：头痛、目痛、耳鸣、咽喉肿痛、乳少、热病等。

少泽

定位：位于小指尺侧指甲角旁约0.1寸处。

主治：头痛、目翳、咽喉肿痛、乳痈、乳少、昏迷、热病等。

（4）手太阴肺经穴（图1-19）

尺泽

定位：位于肘横纹中，肱二头肌腱桡侧缘。

主治：咳嗽、气喘、咯血、潮热、胸部胀痛、咽喉肿痛、小儿惊风、吐泻、肘臂挛痛等。

孔最

定位：位于尺泽与太渊的连线上，腕横纹上7寸处。

主治：咳嗽、气喘、咯血、咽喉肿痛、肘臂挛痛、痔疾等。

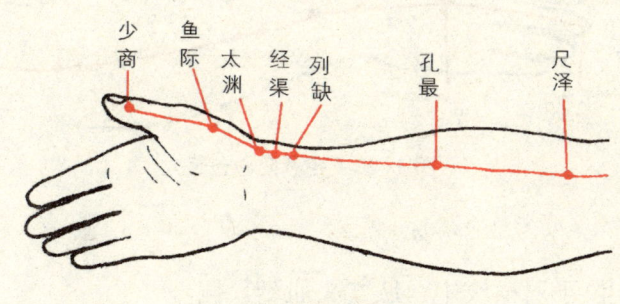

图1-19 手太阴肺经穴

列缺

定位：位于桡骨茎突上方，腕横纹上1.5寸处。

主治：伤风、头痛、项强、咳嗽、气喘、咽喉肿痛、口眼歪斜、齿痛等。

经渠

定位：位于桡骨茎突内侧，腕横纹上1寸，桡动脉桡侧凹陷中。

主治：咳嗽、气喘、胸痛、咽喉肿痛、手腕痛等。

太渊

定位：位于掌后腕横纹桡侧端，桡动脉桡侧的凹陷中。

主治：咳嗽、气喘、咯血、胸痛、咽喉肿痛、腕臂痛、无脉症等。

鱼际

定位：位于第一掌骨中点，赤白肉际处。

主治：咳嗽、咯血、咽喉肿痛、失音、发热等。

少商

定位：位于拇指桡侧指甲角旁约0.1寸处。

主治：咽喉肿痛、咳嗽、鼻出血、发热、昏迷、癫狂等。

(5) 手厥阴心包经穴（图1-20）

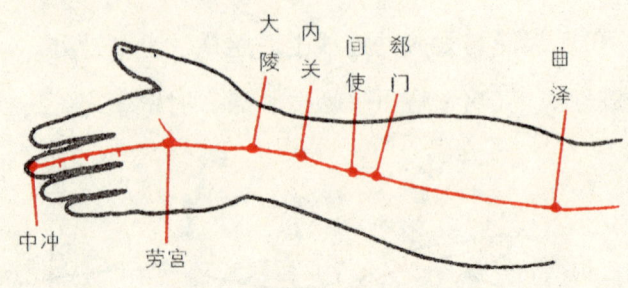

图1-20 手厥阴心包经穴

曲泽

定位：位于肘横纹中，肱二头肌腱尺侧。

主治：心痛、心悸、胃痛、呕吐、腹泻、热病、肘臂挛痛等。

郄门

定位：位于腕横纹上5寸，两筋（掌长肌腱与桡侧腕屈肌腱）之间。

主治：心痛、心悸、呕血、咯血、疔疮、癫狂等。

间使

定位：位于腕横纹上3寸，两筋之间。

主治：心痛、心悸、胃痛、呕吐、热病、疟疾、癫狂等。

内关

定位：位于腕横纹上2寸，两筋之间。

主治：心痛、心悸、胸闷、胃痛、呕吐、热病、癫狂、上肢痹痛、偏瘫、失眠、眩晕、偏头痛等。

大陵

定位：位于腕横纹上中央，两筋之间。

主治：心痛、心悸、胃痛、呕吐、癫狂、疮疡、胸胁痛等。

劳宫

定位：位于第二、三掌骨之间，握拳，中指尖所指处即是。

主治：心痛、呕吐、癫狂痫、口疮、口臭等。

中冲

定位：位于中指尖端的中央。

主治：心痛、昏迷、舌强肿痛、热病、小儿夜啼、中暑、昏厥等。

(6) 手少阴心经穴（图 1-21）

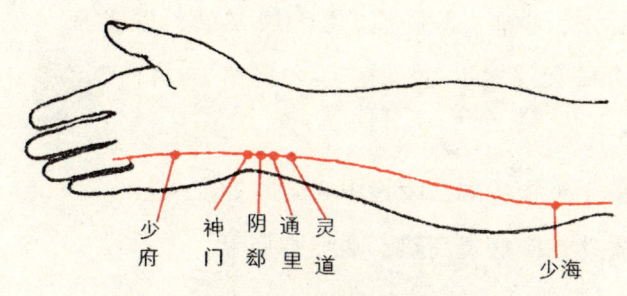

图 1-21　手少阴心经穴

少海

定位：屈肘，位于肘横纹内端与肱骨内上髁连线的中点处。

主治：心痛、肘臂挛痛、头项痛、腋胁痛等。

灵道

定位：位于腕横纹上 1.5 寸，尺侧腕屈肌腱的桡侧。

主治：心痛、暴喑、肘臂挛痛等。

通里

定位：位于腕横纹上 1 寸，尺侧腕屈肌腱的桡侧。

主治：心悸、怔忡、暴喑、舌强不语、腕臂痛等。

阴郄

定位：位于腕横纹上 0.5 寸，尺侧腕屈肌腱的桡侧。

主治：心悸、心痛、骨蒸盗汗、吐血、鼻出血、暴喑等。

神门

定位：位于腕横纹上尺侧端，尺侧腕屈肌腱的桡侧凹陷中。

主治：心痛、心烦、惊悸、怔忡、健忘、失眠、癫狂、胸胁痛等。

少府

定位：位于第四、五掌骨之间，握拳，当小指端与无名指端之间。

主治：心悸、胸痛、小便不利、遗尿、阴痒痛、小指挛痛等。

少冲

定位：位于小指桡侧指甲角旁约0.1寸处（图1-18）。

主治：心悸、心痛、胸胁痛、癫狂、热病、昏迷等。

(7) 经外奇穴（图1-22，图1-23，图1-24）

十宣

定位：位于十指尖端，距指甲0.1寸处。

主治：昏迷、癫痫、高热、咽喉肿痛等。

四缝

定位：位于第二、三、四、五指掌面，近端指间关节横纹中点处。

主治：消化不良、咳嗽等。

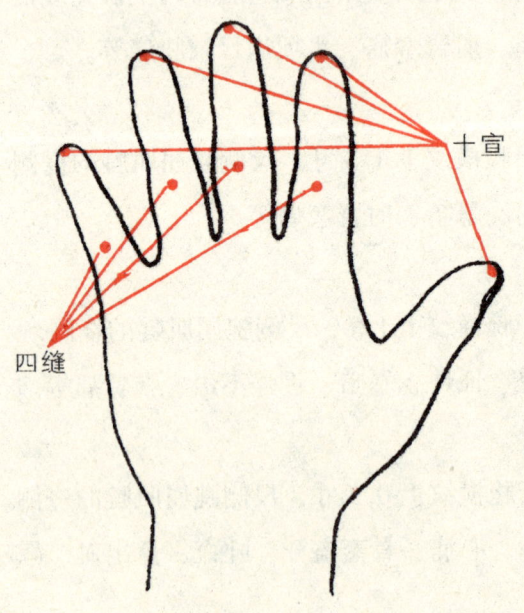

图1-22 经外奇穴（一）

中魁

定位：位于手背，中指近端指节中点处。

主治：呕吐、食欲不振、呃逆等。

八邪

定位：位于手背各指缝中的赤白肉际，左右共8穴。

主治：烦热、目痛等。

落枕（外劳宫）

定位：位于手背第二、三掌骨之间，掌指关节上约0.5寸处，相当于外劳宫穴处。

主治：落枕、手臂痛、胃痛、小儿消化不良、颈椎病等。

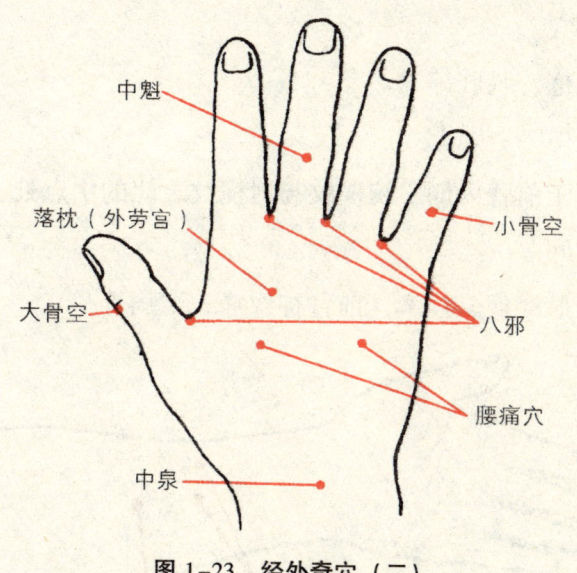

图1-23 经外奇穴（二）

腰痛穴

定位：位于手背指总伸肌腱的两侧，腕横纹下1寸处，一手两穴。

主治：急性腰扭伤、头痛、小儿惊风等。

小骨空

定位：位于手背，小指近端指间关节的中点处。

主治：目赤肿痛、目翳、喉痛、指关节痛等。

大骨空

定位：位于手背，拇指指间关节的中点处。

主治：目痛、目翳、白内障、吐泻、鼻出血等。

中泉

定位：位于阳溪穴（图1-16）与阳池穴（图1-17）之间的凹陷中。

主治：胸闷、胃痛、吐血等。

二白

定位：位于前臂内侧，腕横纹上4寸，桡侧屈腕肌腱两侧，一手两穴。

主治：痔疮、脱肛等。

臂中

定位：位于前臂内侧，腕横纹与肘横纹之间的中点处，桡骨与尺骨之间。

主治：上肢瘫痪、痉挛，前臂神经痛，癔病等。

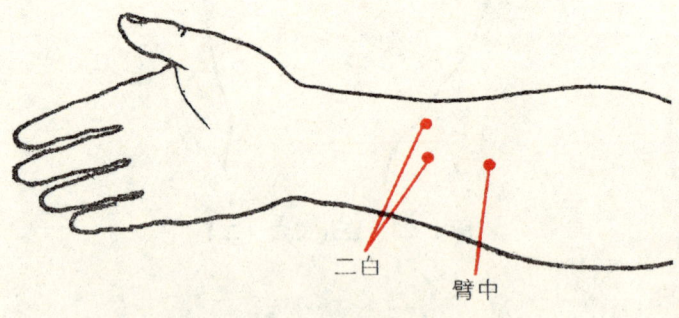

图1-24 经外奇穴（三）

3. 手部反射区

手部反射区排列是有规律的，基本上是与人体大体解剖相一致，是按人体实际位置上下、左右、前后顺序排列的。这里我们介绍常用的 65 个手部反射区（图 1-25，图 1-26，图 1-27）。

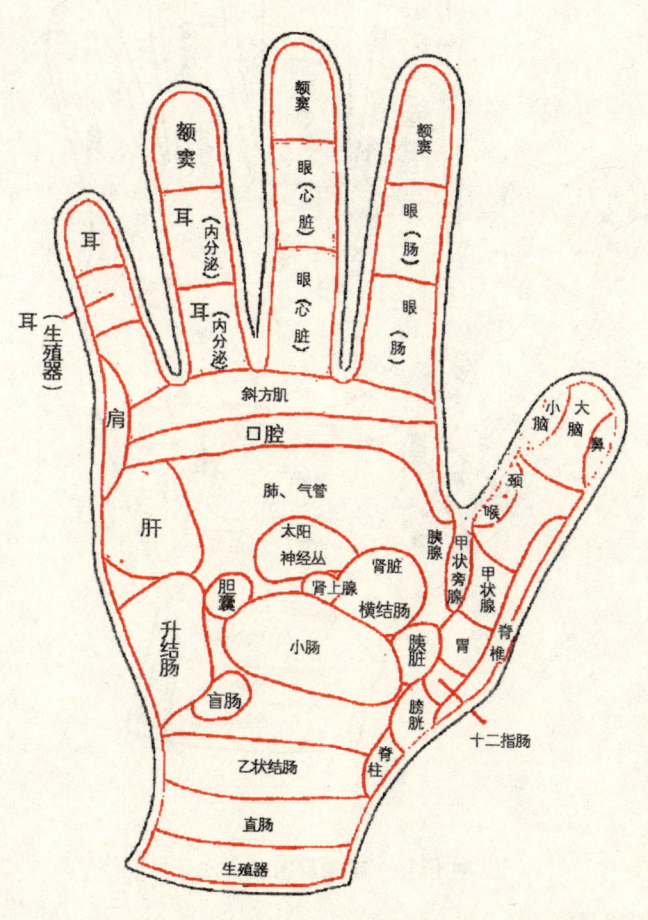

图 1-25　手掌反射区（右手）

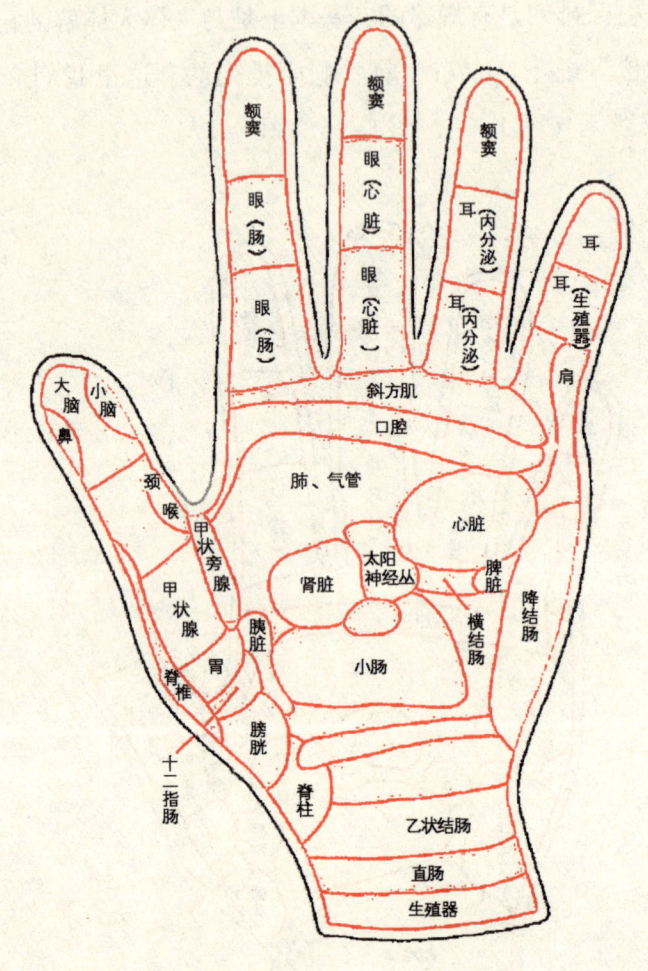

图1-26 手掌反射区（左手）

大脑（头部）

定位：双手掌侧，十指末节螺纹面均为大脑反射区。

主治：头痛、头晕、头昏、失眠、高血压、中风、脑血管病变、神经衰弱等。

操作：从指尖分别向指根方向推按10～20次。

额窦

定位：位于双手掌面，十指顶端约1厘米范围内。左额窦反射区在右手上，右额窦反射区在左手上。

主治：前头痛、头顶痛、头晕、失眠及眼、耳、鼻、鼻窦疾病。

操作：用拇指指端在反射区上各点按5～10次。

小脑、脑干

定位：位于双手掌侧，拇指指腹尺侧面，即拇指末节指骨体近心端1/2尺侧缘。左小脑、脑干反射区在右手，右小脑、脑干反射区在左手。

主治：头痛、眩晕、失眠、记忆力减退、震颤麻痹等。

操作：由指尖向指根方向推按，或掐按10～30次。

垂体

定位：位于双手拇指指腹中央，在大脑反射区深处。

主治：各种内分泌失调的疾病，如甲状腺、甲状旁腺、肾上腺、性腺等功能失调；小儿生长发育不良，更年期综合征，骨质疏松，心脏病、高血压、低血压、贫血等。

操作：用拇指指甲点按或掐按5～10次。

三叉神经

定位：位于双手掌面，拇指指腹尺侧缘远端，即拇指末节指腹远端1/2尺侧缘。左三叉神经反射区在右手上，右三叉神经反射区在左手上。

主治：偏头痛、牙痛、眼眶痛、面神经麻痹、三叉神经痛等。

操作：向虎口方向推按或掐按10～20次。

眼

定位：位于双手手掌和手背第二、三指指根部。左眼反射区在右手上，右眼反射区在左手上。

主治：结膜炎、角膜炎、青光眼、白内障、近视等眼疾和眼底病变。

操作：寻找敏感点掐点5～10次；或由桡侧向尺侧推按，掌面、背面各30～50次。

耳

定位：位于双手手掌和手背第四、五指指根部。左耳反射区在右手上，右耳反射区在左手上。

主治：各种耳疾（中耳炎、耳聋、耳鸣）、眩晕、晕车船等。

操作：寻找敏感点掐点或点按，每侧5～10次。

内耳迷路（平衡器官）

定位：位于双手背侧，第三、四、五掌指关节之间，第三、四、五指根部结合部。

主治：头晕、晕车船、梅尼埃综合征、耳鸣、高血压、低血压、平衡障碍等。

操作：以拇指、食指指端沿指缝向手指方向推按5～10次。

鼻

定位：位于双手掌侧拇指末节指腹桡侧面的中部。右鼻反射区在左手上，左鼻反射区在右手上。

主治：鼻炎、鼻窦炎、鼻出血、鼻息肉、上呼吸道感染、头痛、头晕等。

操作：掐揉或点按10～20次。

喉、气管

定位：位于双手拇指近节指骨背侧中央。

主治：气管炎、咽喉炎、咳嗽、气喘、上呼吸道感染、声音嘶哑等。

操作：向手腕方向推按10～20次。

舌、口腔

定位：位于双手拇指背侧，指间关节横纹的中央处。

主治：口舌生疮、味觉异常、口腔溃疡、口干唇裂、口唇疱疹等。

操作：掐按或点按10～20次。

扁桃体

定位：位于双手拇指近节背侧正中线肌腱的两侧，也就是喉、气管反射区的两侧。

主治：扁桃体炎、上呼吸道感染、发热等。

操作：向指尖方向推按，每侧10～20次。

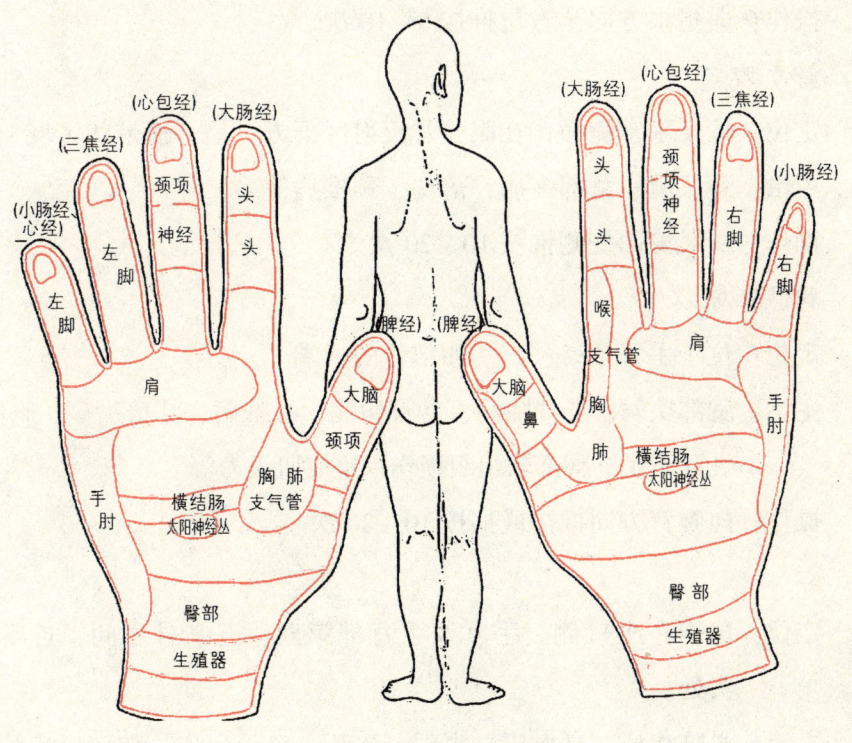

图1-27 手背反射区

上颌、下颌

定位：位于双手拇指背侧，拇指指间关节横纹与上下最近皱纹之间的带状区域。横纹远侧为上颌，横纹近侧为下颌。

主治：龋齿、牙周炎、牙龈炎、牙痛、口腔溃疡、颞下颌关节炎、打鼾等。

操作：由尺侧向桡侧推按或掐点10～20次。

颈项

定位：位于双手拇指近节掌侧和背侧。

主治：颈项酸痛、颈项僵硬、颈部伤筋、落枕、颈椎病、高血压、消化道疾病等。

操作：向指根方向全方位推按5～10次。

斜方肌

定位：位于手掌侧面，在眼、耳反射区下方，呈一横带状区域。

主治：颈、肩、背部疼痛，落枕、颈椎病等。

操作：从尺侧向桡侧推按10～20次。

胸、乳房

定位：位于手背第二、三、四掌骨的远端。

主治：胸部疾病、各种肺病、食管病症、心脏病、乳房疾病、胸闷、乳汁不足、胸部软组织损伤、重症肌无力等。

操作：向腕背方向推按或掐按10～20次。

心

定位：位于左手尺侧，手掌及手背部第四、五掌骨之间，近掌骨头处。

主治：心脏疾病、高血压、失眠、盗汗、口舌生疮、肺部疾病等。

操作：向手指方向推按各10～30次；或拿捏30～50次。

肺、支气管

定位：肺反射区位于双手掌侧，横跨第二、三、四、五掌骨，靠近掌指关节区域。支气管反射区位于中指第三近节指骨。中指根部为反射敏感点。

主治：肺与支气管疾病（如肺炎、支气管炎、肺结核、哮喘、胸闷等）、鼻炎、皮肤病、心脏病、便秘、腹泻等。

操作：从尺侧向掌侧推按10～20次，由中指根部向指尖方向推按10～20次，掐按中指根部敏感点10～30次。

膈

定位：位于双手背侧，横跨第二、三、四、五掌骨中点的带状区域。

主治：呃逆、腹痛、恶心、呕吐等。

操作：由桡侧向尺侧推按10～30次。

肝

定位：位于右手的掌侧及背侧，第四、五掌骨体中点之间（图1-28）。

主治：肝脏疾病（如肝区不适、肝炎、肝硬化等）、消化系统疾病（腹胀、腹痛、消化不良等）、血液系统疾病、高脂血症、肾脏疾病、眼病、眩晕、扭伤、指甲疾病等。

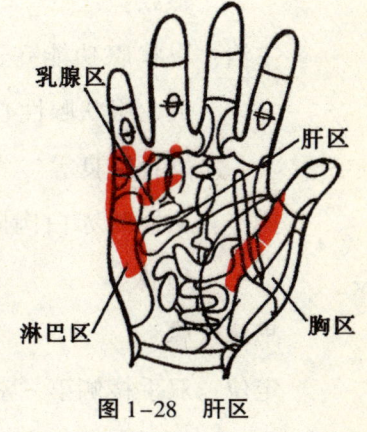

图1-28 肝区

操作：拿捏10～20次。

胆囊

定位：位于右手的掌侧和背侧，第四、五掌骨之间，紧靠肝反射区的腕侧近第四掌骨处。

主治：胆囊炎、胆石症、胆道蛔虫症、厌食、消化不良、高脂血症、胃肠功能紊乱、肝脏疾病、失眠、惊恐不宁、皮肤病、痤疮等。

操作：按压或拿捏10～20次。

头颈淋巴结

定位：双手各手指间根部凹陷处，手掌和手背侧均有头颈淋巴结反射区。

主治：治疗眼、耳、鼻、舌、口腔、牙齿等疾病，淋巴结肿大、甲状腺肿大及免疫功能低下。

操作：点掐5～10次。

甲状腺

定位：位于双手掌侧第一掌骨近心端起至第一、二掌骨之间，转向拇指尖方向至虎口边缘连成带状区域。转弯处为反射区敏感点。

主治：甲状腺功能亢进、甲状腺功能减退、甲状腺炎、甲状腺肿大、甲状腺性心脏病、心悸、失眠、烦躁、肥胖、小儿生长发育不良等。

操作：从桡侧赤白肉际处推向虎口10～20次，按揉敏感点10～30次。

甲状旁腺

定位：双手桡侧第一掌指关节脊部凹陷处。

主治：甲状旁腺功能低下或亢进、佝偻病、低钙性肌肉痉挛、心脏病、各种过敏性疾病、腹胀、白内障、心悸、失眠、癫痫等。

操作：点按10～20次。

胸腺淋巴结

定位：位于第一掌指关节尺侧。

主治：各种炎症、发热、囊肿、癌症、肌瘤、乳腺炎、乳房或胸部肿块、胸痛、免疫力低下等。

操作：点按10~30次。

上身淋巴结

定位：位于双手背部尺侧，手背腕骨与尺骨之间的凹陷中。

主治：各种炎症、发热、囊肿、肌瘤、免疫力低下、癌症等。

操作：掐按10~30次。

脾

定位：左手掌侧第四、五掌骨间（中段远端），膈反射区与横结肠反射区之间。

主治：炎症、发热、贫血、高血压、肌肉酸痛、舌炎、唇炎、食欲不振、消化不良、皮肤病等。

操作：点按10~20次。

下身淋巴结

定位：位于手背桡侧缘，手背腕骨与前臂桡骨之间的凹陷处。

主治：各种炎症、发热、水肿、囊肿、肌瘤、蜂窝组织炎、免疫力低下等。

操作：掐按10~30次。

腹腔神经丛

定位：位于双手掌侧第二、三掌骨及第三、四掌骨之间，肾反射区的两侧。

主治：胃肠功能紊乱、腹胀、腹泻、胸闷、呃逆、烦躁、失眠、头痛、更年期综合征、生殖系统疾病等。

操作：围绕肾反射区两侧由指端向手腕方向推按10~30次。

肾上腺

定位：双手掌侧第二、三掌骨体之间，距离第二、三掌骨头1.5～2.0厘米处。

主治：肾上腺功能亢进或低下、各种感染、炎症、过敏性疾病、哮喘、风湿病、心律不齐、昏厥、糖尿病、生殖系统疾病等。

操作：点按10～30次。

肾

定位：位于双手掌中央，相当于劳宫穴处（图1-29）。

主治：急、慢性肾炎，肾结石、肾功能不全、尿路结石、高血压、贫血、慢性支气管炎、骨折、斑秃、眩晕、耳鸣、水肿、前列腺炎、前列腺增生等。

操作：点按10～30次。

输尿管

定位：位于双手掌中部，肾反射区膀胱反射区之间的带状区域。

主治：输尿管结石、尿路感染、肾积水、高血压、动脉硬化等。

操作：向手腕方向推按10～30次。

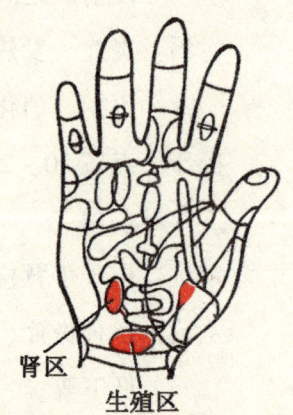

图1-29　肾区

膀胱

定位：位于掌下方，大小鱼际交接处的凹陷中，其下为头状骨骨面。

主治：肾、输尿管、膀胱等泌尿系统疾病。

操作：向手腕方向点按10～30次。

生殖腺（性腺）

定位：双手掌根部腕横纹中点处。相当于手厥阴心包经之"大陵"穴。

主治：性功能低下、不孕症、不育症、月经不调、子宫肌瘤、前列腺增生等。

操作：按揉10～30次。

前列腺、子宫、阴道、尿道

定位：位于双手掌侧腕横纹中点两侧的带状区域。

主治：前列腺炎、前列腺增生、尿路感染、尿道炎、阴道炎、白带增多等生殖系统疾病。

操作：由中间向两侧分推30～50次。

腹股沟

定位：位于双手掌侧腕横纹的桡侧端，桡骨头凹陷处。相当于手太阴肺经之"太渊"穴。

主治：生殖系统病变、性功能低下、前列腺增生、年老体弱等。

操作：按揉10～30次。

食管、气管

定位：位于双手拇指近节指骨桡侧，赤白肉际。

主治：食管肿瘤、食管炎症、气管疾病等。

操作：向指根方向推按或掐按10～30次。

胃

定位：双手第一掌骨体远端（图1-30）。

主治：胃炎、胃溃疡、胃下垂等胃部疾病，消化不良、胰腺炎、糖尿病、胆囊疾病等。

操作：向手腕方向推按10～30次。

胰腺

定位：位于双手胃反射区与十二指肠反射区之间，第一掌骨体中部。

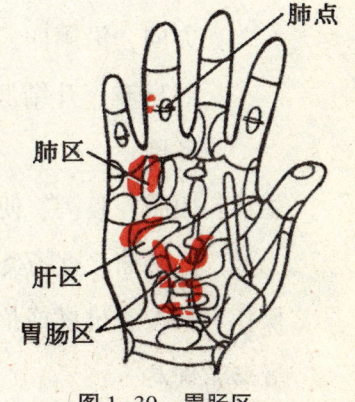

图1-30 胃肠区

主治：胰腺炎、胰腺肿瘤、消化不良、糖尿病等。
操作：向手腕方向推按10~30次。

十二指肠

定位：位于双手掌侧，第一掌骨体近端，胰反射区下方。
主治：十二指肠炎、十二指肠溃疡、食欲不振、腹胀、消化不良等。
操作：向手腕方向推按10~30次。

小肠

定位：双手掌心结肠各反射区及直肠反射区所包围的区域。
主治：小肠炎症、腹泻、肠功能紊乱、消化不良、心律失常、失眠等疾病。
操作：向手腕方向快速、均匀推按10~30次。

大肠

定位：位于双手掌侧中下部分。自右手掌尺侧手腕骨前缘起，顺右手掌第四、五掌骨间隙向手指方向上行，至第五掌骨体中段，约与虎口水平位置时转向桡侧，平行通过第四、三、二掌骨体中段；接至左手第二、三、四掌骨体中段，转至手腕方向，沿第四、五掌骨之间至腕掌关节止。包含盲肠阑尾、回盲瓣、升结肠、横结肠、降结肠、乙状结肠、肛管肛门各区。
主治：腹胀、腹泻、便秘、消化不良、阑尾炎、结肠炎、腹痛、结肠肿瘤、直肠炎、乙状结肠炎、痔疮、肛裂等。
操作：推按、推揉或掐揉10~30次。

盲肠、阑尾

定位：位于右手掌侧，第四、五掌骨底与腕骨结合部近尺侧。
主治：腹泻、腹胀、便秘、消化不良、阑尾炎及其术后腹痛等。

操作：掐揉 10~30 次。

回盲瓣

定位：位于右手掌侧，第四、五掌骨底与腕骨结合部近桡侧，盲肠阑尾反射区稍上方。

主治：下腹胀气、腹痛等。

操作：掐揉 10~30 次。

升结肠

定位：位于右手掌侧，第四、五掌骨之间，腕掌关节结合部之盲肠阑尾、回盲瓣反射区至四、五掌骨体中部，约平虎口水平之间的带状区域。

主治：腹泻、腹痛、便秘、结肠炎、结肠肿瘤等。

操作：向手指方向推按 10~30 次。

横结肠

定位：位于右手掌侧，升结肠反射区至虎口之间的带状区域；左手掌侧与右手相对应的区域，其尺侧接降结肠反射区。

主治：腹泻、腹痛、便秘、结肠炎等。

操作：右手自尺侧向桡侧推按，左手自桡侧向尺侧推按，10~30 次。

降结肠

定位：位于左手掌侧，平虎口水平，第四、五掌骨之间至腕骨之间的带状区域。

主治：腹泻、腹痛、便秘、结肠炎等。

操作：向手腕方向推按 10~30 次。

乙状结肠

定位：位于左手掌侧，第五掌骨底与钩骨交接的腕掌关节处至第一、二掌骨结合部的带状区域。

主治：直肠炎、直肠癌、便秘、结肠炎、乙状结肠炎等。
操作：尺侧向桡侧推按10～30次。

肛管、肛门
定位：位于左手掌侧，第二腕掌关节处，乙状结肠反射区的末端。
主治：肛门周围炎、痔疮、肛裂、便血、便秘、脱肛等。
操作：掐按10～30次。

直肠、肛门
定位：双上肢前臂桡侧远端约三横指的带状区域。
主治：痔疮、肛裂、便血、便秘、脱肛等。
操作：向手腕方向推按10～30次。

脊柱
定位：手背侧第一、二、三、四、五掌骨体均为脊柱反射区（图1-31）。
主治：颈椎病、落枕、背部不适、腰痛、腰肌劳损、腰椎间盘突出症等。
操作：向手腕推按10～30次。

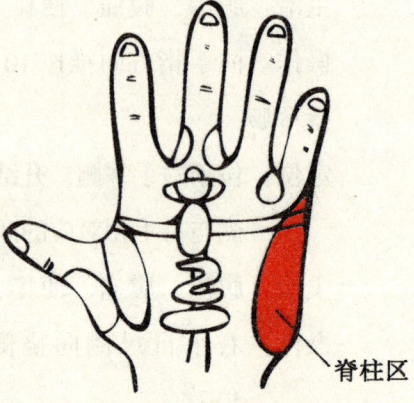

图1-31 脊柱区

颈椎
定位：位于双手各指近节指骨背侧近桡侧，及各掌骨背侧远端约占整个掌骨体的1/5。
主治：颈椎病、落枕、颈项酸痛或僵硬等。
操作：向手腕方向推按10～30次。

胸椎
定位：位于双手背侧，各掌骨远端约占整个掌骨体的1/2。
主治：颈、肩、背部软组织损伤，循环和呼吸系统疾病引起的胸痛、胸闷等，胸椎病变。

操作：向手腕方向推按，各 10~20 次。

腰椎

定位：位于双手背侧，各掌骨近端约占整个掌骨体的 1/2。

主治：腰酸背痛、急性腰扭伤、慢性腰肌劳损、腰椎骨质增生、腰椎间盘突出症等各种腰椎病变，坐骨神经痛等。

操作：向手腕方向推按，各 10~20 次。

骶骨

定位：位于手背侧，各腕掌关节结合处。

主治：坐骨神经痛、腰骶劳损、便秘等。

操作：向手腕方向掐按，各 10~20 次。

尾骨

定位：位于手背侧，腕背横纹区域。

主治：骶尾骨部损伤、疼痛等。

操作：找到敏感点后，掐按 10~30 次。

肋骨

定位：位于双手背侧，内侧肋骨反射区位于第二掌骨体中部偏远端的桡侧；外侧肋骨反射区位于第四、五掌骨之间，近掌骨底的凹陷中。

主治：肋骨病变、肋软骨炎、肋膜炎、胸闷、胸痛、胸膜炎、胸胁疼痛等。

操作：点按 10~20 次。

肩关节

定位：位于第五掌指关节尺侧凹陷处。手背部为肩前反射区，赤白肉际处为肩中部反射区，手掌部为肩后部反射区。

主治：肩关节周围炎、肩部损伤、肩峰下滑囊炎等肩部疾病。

操作：掐按10～30次。

肘关节

定位：位于手背侧，第五掌骨体中部尺侧处。

主治：网球肘、学生肘、矿工肘等肘部病痛，髌上滑囊炎、半月板损伤、侧副韧带损伤、增生性关节炎等膝部疾病。

操作：按揉或掐揉10～30次。

髋关节

定位：位于双手背侧，尺骨和桡骨茎突骨面的周围。

主治：髋关节疼痛、坐骨神经痛、肩关节疼痛、腰背痛等。

操作：点按10～20次。

膝关节

定位：位于第五掌骨近端尺侧缘与腕骨所形成的凹陷处。手背部为膝前部，赤白肉际处为膝两侧部，手掌部为膝后部。

主治：膝关节病变和肘关节病变。

操作：掐揉或点按10～30次。

颈肩区

定位：位于双手各指根部近节指骨的两侧及各掌指关节结合部。手背面为颈肩后区，手掌面为颈肩前区（图1-32）。

主治：颈椎病、肩周炎等各种颈肩部病痛。

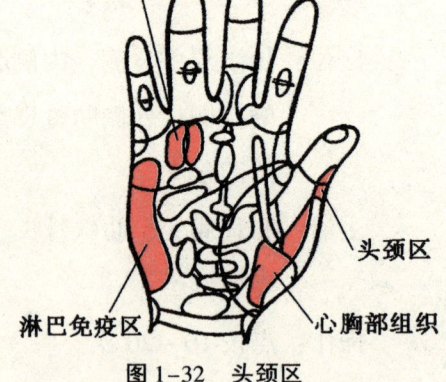

图1-32 头颈区

操作：向指根推按或掐按，各5～10次。

胸腔呼吸器官区

定位：位于手掌侧，拇指指间关节横纹至腕横纹之间的区域。

主治：胸闷、咳嗽、气喘等呼吸系统病症。

操作：向腕横纹推按 10~30 次。

胃脾大肠区

定位：位于手掌面，第一、二掌骨之间的椭圆形区域。

主治：消化不良、食欲不振、腹胀、腹泻、贫血、皮肤病等。

操作：按揉 30~50 次。

血压区

定位：位于手背，第一掌骨、阳溪穴、第二掌骨所包围的区域及食指近节指骨近端 1/2 的桡侧。

主治：高血压、低血压、头痛、头昏、眩晕、呕吐、发热、胃痛、便秘等。

操作：按揉本区域 10~20 分钟。

4. 手部病理反应点

手部病理反应点的按摩手法以推、拿、按、揉、点为主，操作次数多为 10~30 次，故在具体介绍反应点时不再赘述。手部病理反应点共有 45 个，其中手掌侧 22 个（图 1-33），手背侧 25 个（图 1-34），现逐一介绍如下。

胸痛点

定位：位于拇指指关节桡侧，赤白肉际。

主治：胸痛、吐泻、癫痫等。

小肠点

定位：位于掌面，食指近端指间关节横纹之中点。

主治：小肠病等。

大肠点

定位：位于掌面，食指远端指间关节横纹之中点。

主治：大肠病等。

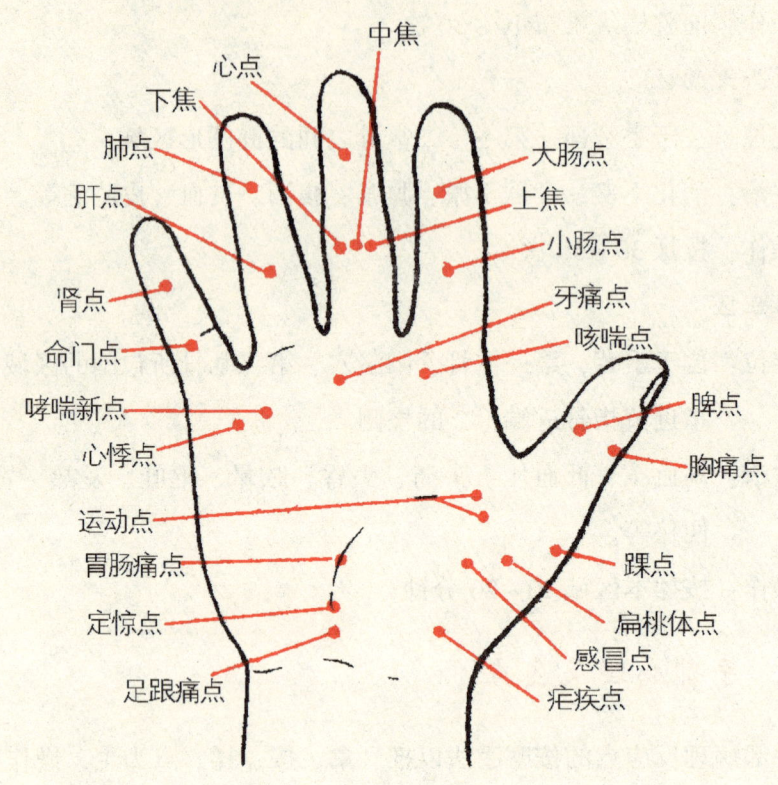

图 1-33 手掌病理反应点

咳喘点（咳嗽点）

定位：位于掌面，食指掌指关节间横纹靠近尺侧处。

主治：支气管炎、哮喘、神经性头痛等。

脾点

定位：位于掌面，拇指指间关节横纹中点。

主治：脾胃病、水肿等。

胃肠痛点

定位：位于手掌面，劳宫与大陵连线的中点处。

主治：慢性胃炎、溃疡、消化不良、胆道蛔虫症。

踝点
定位：位于拇指掌指关节桡侧，赤白肉际处。

主治：急性踝关节扭伤、踝关节疼痛等。

足跟痛点
定位：位于胃肠点与大陵连线的中点处。

主治：足跟痛等。

心点
定位：位于掌面，中指远端指间关节横纹的中点处。

主治：各种心血管疾病等。

三焦点
定位：位于掌面，中指近端指间关节横纹的中点处。

主治：胸部、腹部、盆腔疾病，小儿消化不良等。

肺点
定位：位于掌面，无名指远端指间关节横纹的中点处。

主治：各种呼吸系统疾病等。

肝点
定位：位于掌面，无名指近端指间关节横纹的中点处。

主治：肝、胆病等。

肾点（夜尿点）
定位：位于掌面，小指远端指间关节横纹的中点处。

主治：夜尿频、腰膝酸痛等。

命门点
定位：位于掌面，小指近端指间关节横纹的中点处。

主治：生殖系统疾病等。

牙痛点（咽喉点）

定位：位于掌面，第三、四掌指关节之间，靠近第三掌指关节处。

主治：急性扁桃体炎、咽喉炎、三叉神经痛、牙痛、胸痛、下颌关节痛等。

定惊点

定位：位于掌面，大小鱼际交接处之中点。

主治：高热、惊厥等。

哮喘新点

定位：位于第四、五掌指关节之间。

主治：哮喘、支气管炎等呼吸系统疾病。

疟疾点

定位：位于第一掌骨与腕关节汇合处，大鱼际的桡侧缘。

主治：疟疾、热病等。

扁桃体点（鱼际点）

定位：即鱼际穴，第一掌骨桡侧中点，赤白肉际处。

主治：扁桃体炎、咽喉肿痛等。

心悸点

定位：位于掌面，第五掌指关节桡侧缘。

主治：心悸、月经过多、痛经等。

感冒点

定位：位于掌面，第一掌骨基底内侧下1寸。

主治：感冒、扁桃体炎、齿痛等。

运动点

定位：位于掌面，鱼际上缘和鱼际中央各有一点。

主治：小儿麻痹后遗症等。

落枕点

定位：位于手背，第二、三掌指关节上1寸。

主治：落枕、颈项痛等。

眼点

定位：位于拇指指间关节尺侧，赤白肉际处。

主治：目赤肿痛、流泪、麦粒肿等各种眼病。

前头点

定位：位于食指近端指间关节的桡侧，赤白肉际处。

主治：胃肠病、阑尾炎，膝、踝、趾等关节疼痛，前头痛等。

颈项点

定位：位于第二、三掌指关节之间，近第二掌指关节处。

主治：落枕、颈项扭伤等。

头顶点

定位：位于中指近端指间关节的桡侧，赤白肉际处。

主治：神经性头痛、头顶痛等。

偏头点

定位：位于无名指近端指间关节的桡侧，赤白肉际处。

主治：偏头痛、胸胁痛等。

会阴点

定位：位于小指近端指间关节的桡侧，赤白肉际处。

主治：会阴部痛、痛经、白带过多等。

后头点

定位：位于小指近端指间关节的尺侧，赤白肉际处。

主治：后头痛、脊背痛等。

坐骨神经点

定位：位于第四、五掌指关节之间，近第四掌指关节处。

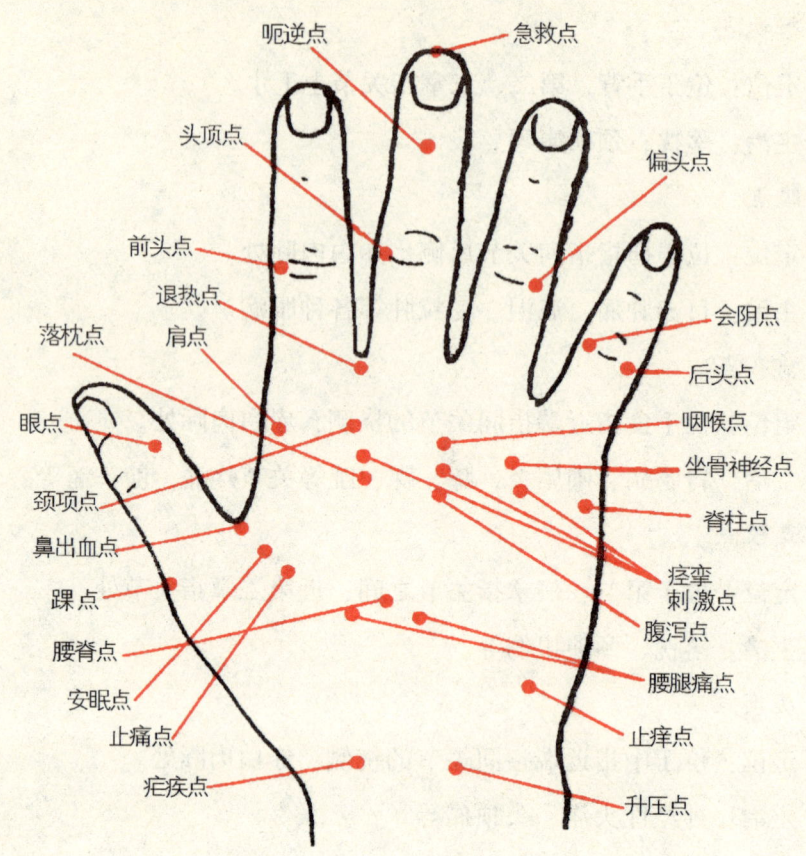

图 1-34 手背病理反应点

主治：坐骨神经痛等。

脊柱点

定位：位于小指掌关节的尺侧，赤白肉际处。

主治：腰背痛等。

止痒点

定位：位于手背，第五掌骨与腕骨交界处。

主治：荨麻疹、瘙痒症等。

升压点

定位：位于手背腕横纹中点。

主治：低血压、休克等。

呃逆点

定位：位于手背，中指远端指间关节横纹的中点处。

主治：呃逆、呕吐等。

退热点

定位：位于手背，中指桡侧指蹼处。

主治：发热、目疾等。

腹泻点

定位：位于手背，第三、四掌指关节上1寸。

主治：腹泻、腹痛等。

急救点

定位：即中冲穴。

主治：昏迷、热病等。

腰腿痛点

定位：位于手背，腕横纹下1.5寸，第二伸指肌腱桡侧，第三伸指肌腱尺侧各一穴。

主治：腰痛、急性腰扭伤等。

腰脊点

定位：位于手背第三掌骨体近端中点。

主治：腰椎间盘突出症、腰背痛等。

肩点

定位：位于食指掌指关节桡侧，赤白肉际处。

主治：肩部疼痛、肩周炎等。

痉挛刺激点

定位：位于手背面，每个相邻掌指关节上1寸处。

主治：手指痉挛等。

止痛点

定位：位于手背面，第二掌骨中点桡侧缘0.5厘米处。

主治：痛证。

鼻出血点

定位：位于手背面，拇指、食指指蹼缘中点，赤白肉际处。

主治：鼻衄、鼻炎等。

安眠点

定位：位于手背面，合谷穴与三间穴连线的中点处。

主治：失眠、神经衰弱等。

5. 手部全息穴位

(1) 手部第二掌骨桡侧全息穴位（图1-35）

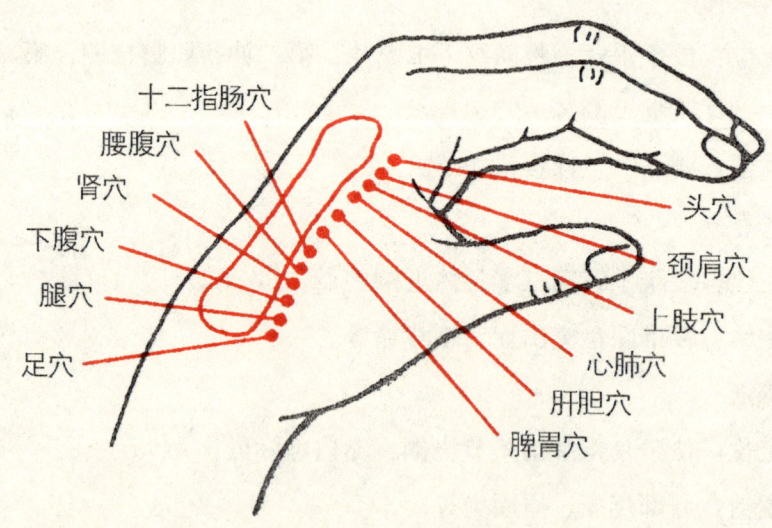

图1-35 手部第二掌骨桡侧全息穴位

头穴

定位：位于第二掌骨小头桡侧。

主治：头痛、牙痛、三叉神经痛、急性结膜炎及头面、眼、耳、鼻、口、牙、脑等部位疾病。

颈肩穴
定位：位于第二掌骨体远端桡侧，头穴与上肢穴之间。

主治：颈肩、甲状腺、咽喉、气管上段、食管上段等部位的疾病。

上肢穴
定位：位于第二掌骨体远心段桡侧，颈肩穴与心肺穴之间。

主治：肩、上肢、肘、腕、手及食管中段的疾病。

心肺穴
定位：位于第二掌骨体远心段桡侧，头穴与脾胃穴连线的中点。

主治：心、肺、胸、乳房、气管下段、食管下段及背部疾病。

肝胆穴
定位：位于第二掌骨体中段桡侧，脾胃穴与心肺穴连线的中点。

主治：肝胆疾病。

脾胃穴
定位：位于第二掌骨体中段桡侧，头穴与足穴连线的中点。

主治：脾、胃及胰脏疾病。

十二指肠穴
定位：位于第二掌骨体中段桡侧，脾胃穴与肾穴之间。

主治：十二指肠及结肠右曲部疾病。

腰腹穴
定位：位于第二掌骨体近心段桡侧，脾胃穴与肾穴之间。

主治：腰扭伤，腰腿痛，脐周围、大肠与小肠疾病。

肾穴
定位：位于第二掌骨体近心段桡侧，脾胃穴与足穴连线的中点。

主治：肾、输尿管、大肠、小肠疾病。

下腹穴

定位：位于第二掌骨体近心段桡侧，肾穴与腿穴之间。

主治：下腹部、尾骶部、子宫、膀胱、结肠、直肠、卵巢、阴道、睾丸、尿道、肛门等部位疾病。

腿穴

定位：位于第二掌骨体近端桡侧，下腹穴与足穴之间。

主治：臀部、股部、膝关节等下肢疾病。

足穴

定位：位于第二掌骨基底部桡侧，第一、二掌骨侧近拇指侧的交点处。

主治：足部疾病。

(2) 手部第五掌骨尺侧全息穴位（图1-36）

头穴

定位：位于第五掌骨小头尺侧。

主治：头面部及眼、耳、鼻、口腔等疾病。

颈肩穴

定位：位于第五掌骨体远端尺侧，头穴与心肺穴之间。

主治：肩周炎、肩部扭伤、落枕、颈椎病等。

心肺穴

定位：位于第五掌骨体远心段尺侧，头穴与脾胃穴连线的中点处。

主治：心、肺、气管及胸背部疾病。

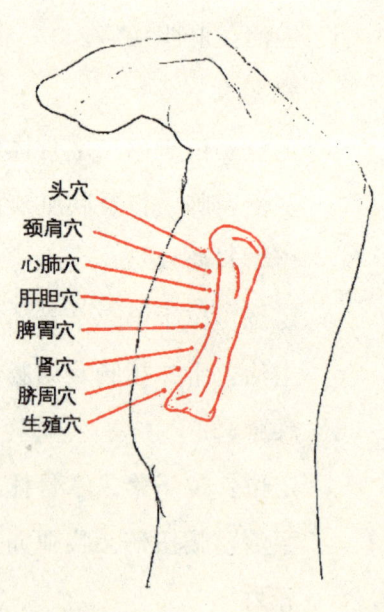

图1-36 手部第五掌骨尺侧全息穴位

肝胆穴

定位：位于第五掌骨体远心段尺侧，心肺穴与脾胃穴之间。

主治：肝胆疾病。

脾胃穴

定位：位于第五掌骨体尺侧，头穴与生殖穴连线的中点处。

主治：脾、胃、肌肉疾病。

肾穴

定位：位于第五掌骨体近心段尺侧，脾胃穴与生殖穴连线之近脾胃穴 1/3 处。

主治：遗尿，肾、膀胱及生殖系统疾病。

脐周穴

定位：位于第五掌骨体近心段尺侧，脾胃穴与生殖穴连线之近生殖穴 1/3 处。

主治：结肠炎，小肠炎，腰扭伤等。

生殖穴

定位：位于第五掌骨基底部尺侧。

主治：生殖系统疾病，肛周疾病，腰腿痛等。

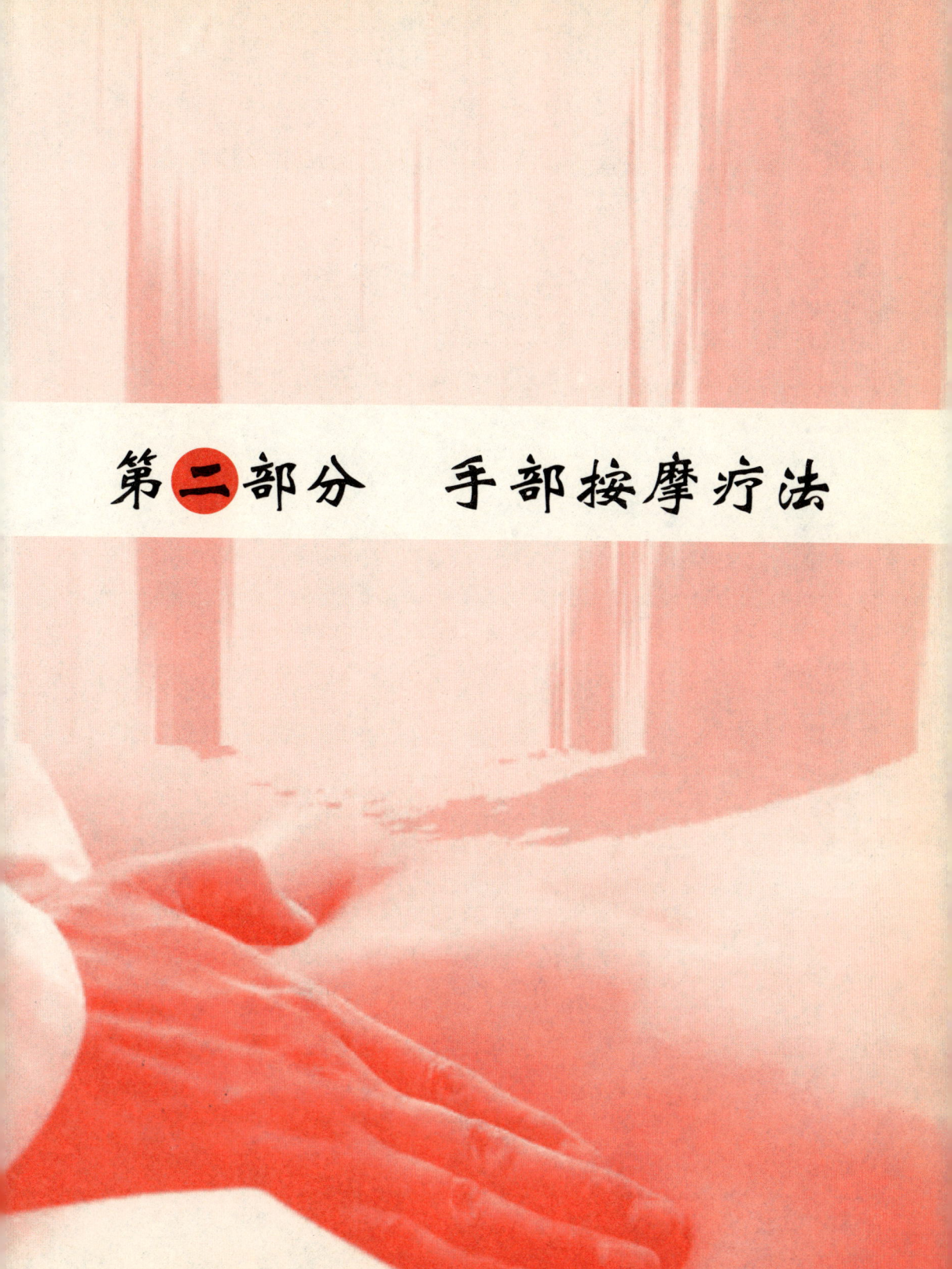

第二部分　手部按摩疗法

一、按摩方法

1. 按摩的顺序

一般的按摩顺序是先做左手，后做右手。每只手第一步都从手背开始，第二步五个手指，第三步手掌，第四步手腕，第五步前臂。

第一步是手背。从左手背第二掌骨虎口侧开始，依次是第一掌骨虎口侧，第二、三和第四、五手掌骨间，第三、四掌骨间，最后是第一掌骨桡侧和第五掌骨尺侧。

第二步是手指。从左手小指开始，然后按照4、3、2、1的顺序按摩。

第三步是手掌。依次推、按、点揉大小鱼际各部和按压掌中各骨缝，以按摩至掌根为终。

第四步是手腕。从手腕背掌相对的中点开始，逐一成对按压到两侧，最后以摇腕结束。

第五步是前臂。从下尺桡关节中间开始，依次按压尺桡骨的靠中线的骨膜，再依顺序按压或按揉尺桡骨的其他角度，然后仔细按摩肘关节，最后，在上臂和肩部做简单按摩后，牵抖上肢。

然后再按摩右手。注意右手背的顺序与左手相同，右手指从大指到小指，手掌按照小鱼际、大鱼际、掌中的次序，掌中骨间隙按照四五、三四、二三的顺序进行。腕部与左腕相同，前臂的按摩是先尺骨后桡骨。术者两手交替进行，不易疲劳。

2. 手背按摩法

（1）第二掌骨虎口侧

古今第二掌骨的合谷穴都是重点，从中医针灸学中的四总穴到马丹阳十二穴，都不能缺少。现在大家都公认了第二掌骨作为一个全息元，包括了整个机体的全部信息。由于第二掌骨与其他掌骨比较，更容易按摩，因此，按摩设计的动作也比较详细。

1）第一层。拇指指腹推摩第二掌骨虎口侧的偏手背侧（图2-1中的a），如图2-2所示，则为右手拇指指腹推摩患者左手第二掌骨时的手势。着力部位是拇指指腹前中部，动作和缓轻柔，从掌骨头缓慢地推向其基底部。随着第2、第3次推摩，术者着力点逐渐向拇指指腹的近心端移（图2-2），所推摩的部位逐渐向第二掌骨的桡侧移（图2-1中a至b）。推摩时如有疼痛，根据病人主诉和敏感点出现的位置和轻重，估计病痛所在，并在敏感处从轻开始，逐渐加力进行反复推摩，时间可适当延长。

注意：简易手部按摩法为什么好学？就是因为每个部位顺序清楚，用从轻到重的手法都相似。既都有相同的规律，又可以不费脑筋。但是，要想及时发现每个患者的敏感点又必须随时注意和经常询问病人对按摩的反应。具体讲，从第二掌骨虎口侧第一层的每个推摩动作开始就要注意，因为这里是个重要的按摩部位，有不少病痛就在此给予治疗。

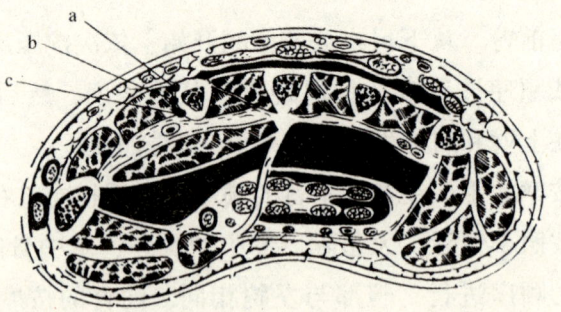

图2-1　示左手第二掌骨虎口侧的a、b、c三点位置

a点位于掌骨偏痛侧，b点位于虎口侧（桡侧），c点位于第二掌骨桡侧偏掌侧

虽然第一层是轻手法，但又为第二层发现敏感点打下基础。

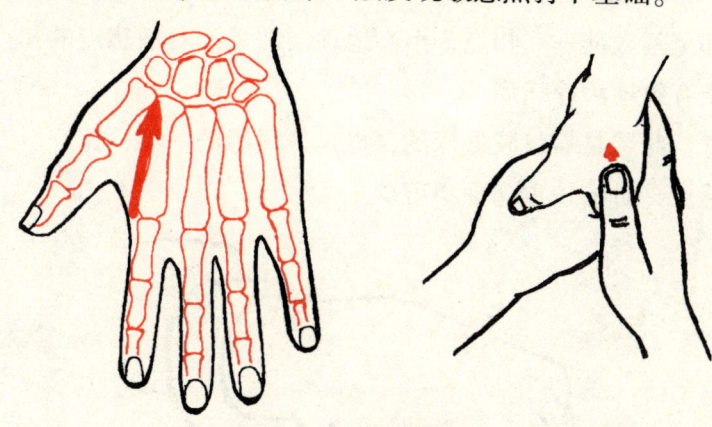

图2-2 拇指指腹推摩

2）第二层。拇指偏峰按压法（图2-3），用于第二掌骨虎口侧图2-1中的b点位置，距离、大小和次数多少因人而定：有明显病痛多压；因手的大小、掌骨长短不同，按压次数不同；无论按压点是疏或密，发现敏感点时的按压次数可不同，以加大刺激量。

注意：第二层按压中最易发现敏感点，也是治疗病痛时常用的。此层特点是又有胀痛感又感到舒适，用这种力度解决患者的病痛最受欢迎。

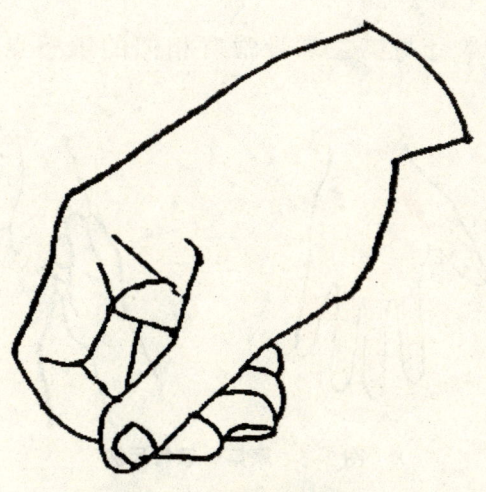

图2-3 拇指偏峰按压

3）第三层。拇指尖端扣点图2-1中的c点位置（图2-4）。这个部位较深，靠掌骨膜近，又是神经丰富的部位，故敏感点较多。需要仔细地从头部至基底部一一扣点，小心地逐层加重。对敏感点的扣点所引起的刺激能有效地治疗病痛。

注意：此层是靠骨膜最深的，也是最敏感的一层，比一、二层更易发现敏感点，对治较重痛证不可少。

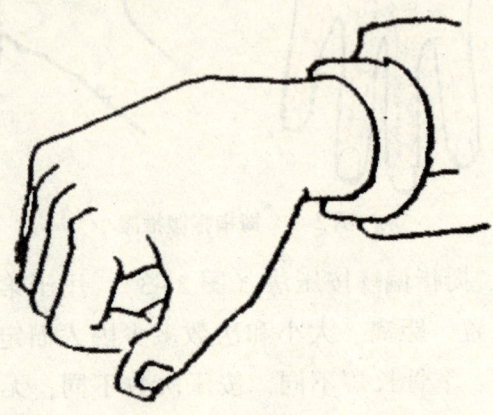

图 2-4　拇指尖端扣点

(2) 第一掌骨虎口侧

1）第一层。拇指指腹推摩第一掌骨虎口侧的偏手背侧。用左手拇指推，要领同前（图 2-5）。

注意：第一掌骨与第二掌骨常有相似的敏感点，在按摩中也要注意。

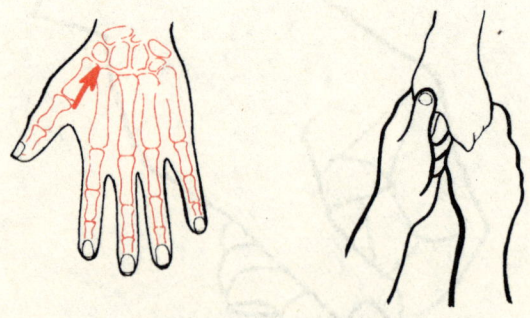

图 2-5　摩第一掌骨尺侧

2）第二层。用左手拇指偏峰按压第一掌骨的虎口侧（图 2-6），有敏感点就加强刺激。这层按摩属于中度偏轻的手法，多数能找到敏感点，进入有效治疗阶段。

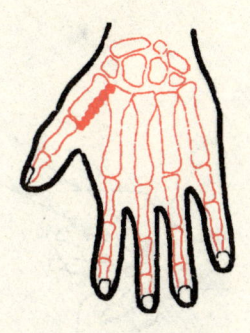 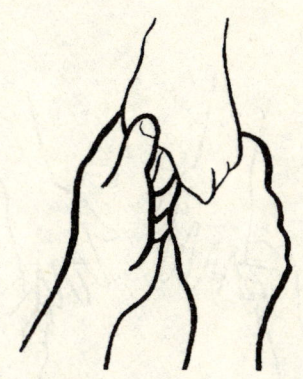

图 2-6　按压第一掌骨尺侧

注意：凡第二掌骨第二层按摩中有敏感的，第一掌骨此位点应予注意。第二层按压更为重要。

3）第三层。用左手拇指尖扣点第一掌骨的虎口偏掌侧（图2-7）易出现敏感点，细心增大刺激量。对于有明显疼痛症的人是最有效的治疗过程。

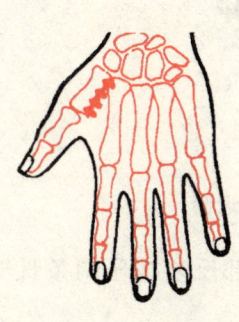 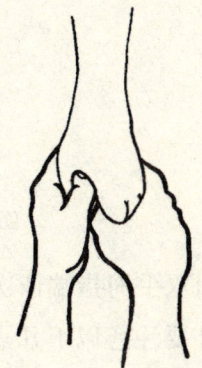

图 2-7　扣点第一掌骨尺侧

注意：与第二掌骨的第三层扣点动作和敏感点都很相似。因为刺激较强故要注意用力逐次加重，观察受术者的痛苦表情，适当给予解释。

（3）第二、三掌骨间和第四、五掌骨间同时进行

1）双手拇指端顶压二、三间和四、五间掌指关节远侧，从轻渐重

3次（图2-8），再按压掌指关节背侧（图2-9），按压掌指关节近侧（图2-10）。

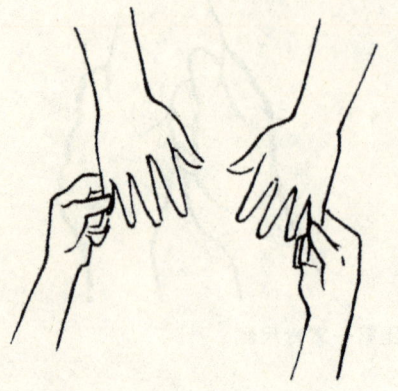
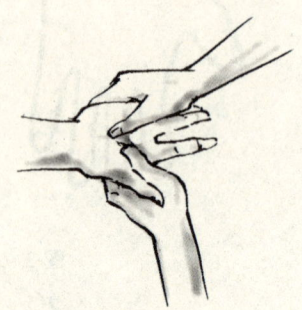

图2-8 顶压掌指节远侧　　　　图2-9 按压掌指关节背侧

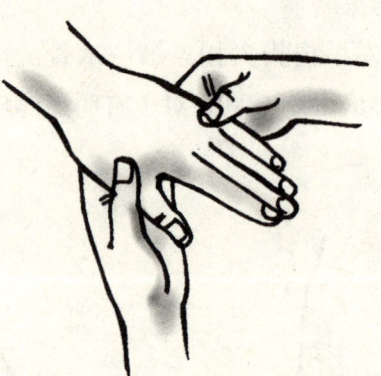

图2-10 按压掌指关节近侧

2）用双手拇指端依次从掌骨头到基底部反复按压两条骨缝（图2-11）。另外要注意以下几点：

①双手拇指顶压二、三和四、五指蹼的掌指关节远侧有明显胀痛感，对五官和头部的病痛有明显的疗效。

②从手背侧按压二、三和四、五掌指关节之间也有明显胀痛感，效果同前。

③在二、三和四、五掌指上方，即掌骨头与掌骨颈的移行部按压时，要注意稍向手指方向用力，对头颈部病痛也有明显疗效。

④在位点3、4处正是骨缝较大的部位，很容易得到明显胀痛的敏感点，是治疗落枕的常用部位。

⑤在位点8、9、10处有明显的敏感点，是治疗腰腿痛的常用部位。

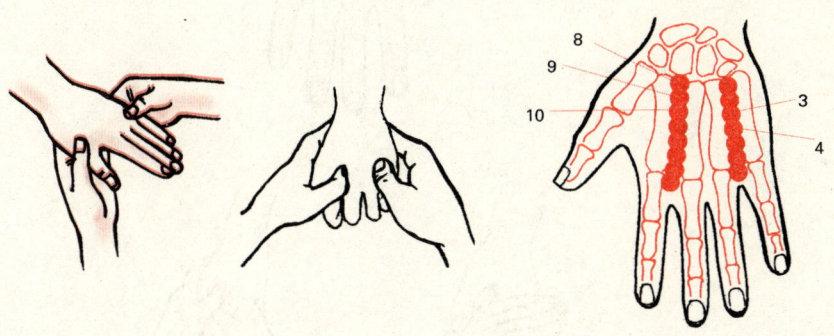

图2-11 按压二、三和四、五掌骨间

（4）第三、四掌骨间

以拇指偏峰和前甲角先顶压三、四掌指关节间远侧（图2-12），再依次按压三、四掌骨间其他部位3遍（图2-13）。

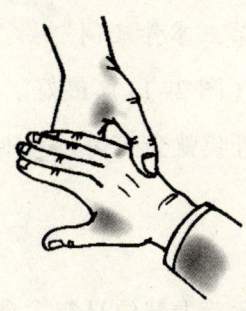

图2-12 顶压三、四掌指关节远侧

注意：三、四掌骨间的解剖特点与按摩手法及适应证都与二、三和四、五掌骨间相似，不再赘述。

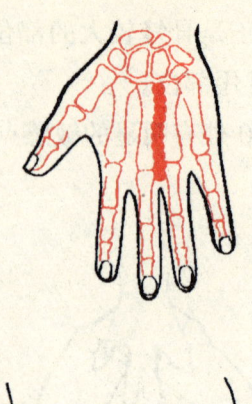
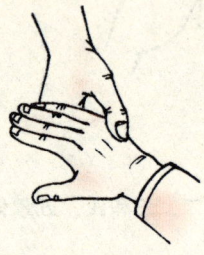
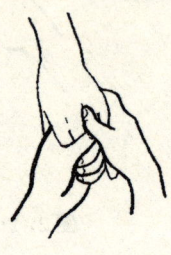

图2-13 按压三、四掌骨间

(5) 第一掌骨桡侧和第五掌骨尺侧

用术者双手食指扣点（图2-14）最好。只要术者两手食指尖端紧扣一、五掌骨的手掌侧的骨膜就会获得较清晰的敏感点，而且患者感到舒适。

注意：

①此法难度大，应注意着力部位是双手食指桡侧偏峰，用力向上抬成屈曲状，受力部位是骨膜。

②此部位常不被刺激，而感到很舒服。

③为加强该处刺激，可改为单手拇指尖端顶压，对消化系统和泌尿生殖系统疾病常有良好的治疗效果。

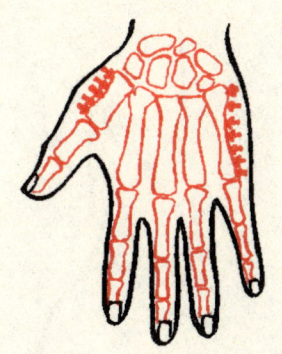
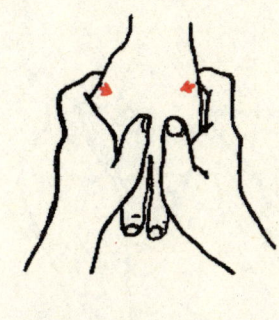

图 2-14　扣点一、五掌骨

3. 手指按摩法

左手从小指开始，按 5、4、3、2、1 的顺序进行，右手从拇指开始按 1、2、3、4、5 的顺序按摩。

1）术者用右手二、三指中节从近端向远端夹揉小指的"四面八方"。先是夹揉小指的背面和掌面（图 2-15），自根部至末节，反复 2~3 遍，再夹揉内外侧，这是"四面"，加上成 45°斜对角的夹揉就成了"八方"了。斜对角的指根神经用拇指尖端点压叫重点加强。

注意：要重视拇指尖端的指根神经，从指根的掌侧斜角依次点压到远指间关节。在指间关节处往往能找出较明显的敏感点。

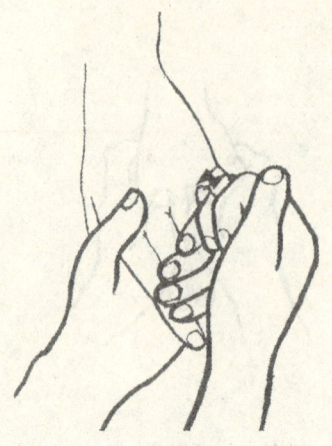
图2-15 夹揉小指掌背侧

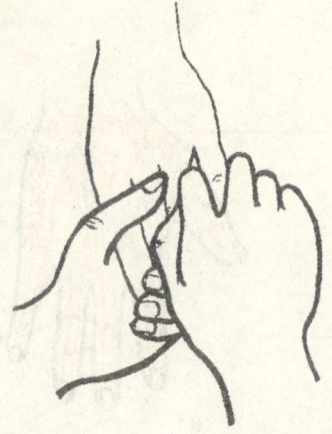
图2-16 夹揉小指两侧

2）捻揉（图2-17）。用拇、食指指腹从指根依次捻揉2~3遍。

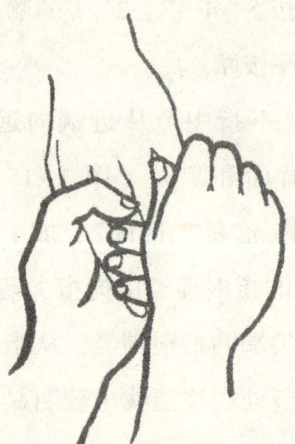
图2-17 捻揉小指

3）捻揉或夹揉甲旁。用拇、食指或拇、中指指腹捻揉（图2-18）或用二、三指中节夹揉各指指甲两旁，时间酌情。

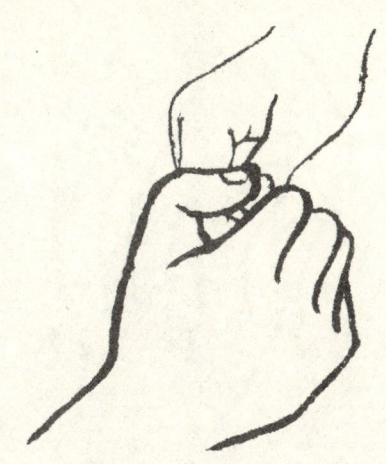

图2-18 捻揉指甲根角和指甲两侧

注意：

①这个部位非常重要，它是手部最敏感的部位之一。捻揉和夹揉此处具有很好的效果。所以用捻和夹两种揉法反复从轻渐重地进行按摩，以达到足够的刺激量。

②在经络学中，手三阴和手三阳经的起止点都在甲根角处，按摩此处对疏通经络是十分必要的。

4）夹牵弹拨指端。术者用二、三指中节夹揉末节指甲和指腹，夹揉指甲两旁片刻后，再捻揉四周，先向掌侧压再向背侧提拉的过程中猛然牵脱，出现弹响。按5、4、3、2、1指的顺序一一进行。

注意：这个动作虽然做起来有声有色，又有提神作用，但初学者常需练习一下才能做成。关键是手势和速度。

5）插夹牵拉。术者用右手四指与患者四指相间插入并稍弯而牵拉（图2-19），使各指掌关节和指间关节获得松弛。随即翻掌向上，为下一步按摩做好准备。

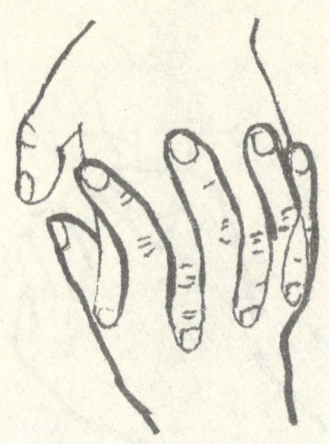

图 2-19 各指插夹并牵拉

注意：

①插夹后牵拉开始时，将患者手指近节向掌侧压。

②避免过度使患者腕部背屈。

③牵拉时可分别向尺侧和桡侧先后偏斜。

4. 手掌按摩法

手掌的按摩是在手背和手指按摩后进行，此时对初学者已有些疲劳，再加上手掌肉厚，如不注意技巧会使动作做得不彻底，不会出现满意的敏感度，或者使术者感到手部酸累。按摩各部位时勤换手是必要的。

(1) 推摩大鱼际

将大鱼际纵向分成 3 份，分别以拇指指腹推摩（图 2-20），动作须慢而渗透，因为大鱼际肉厚，力度太小了感觉不强烈。

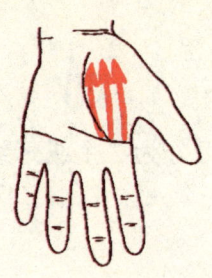
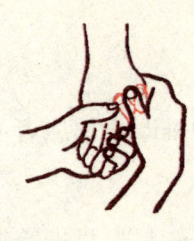

图 2-20　指腹推摩大鱼际

注意：

①手部大鱼际是个非常重要的部位，无论对改善血液循环，还是调整内部功能，缓解病痛，都很有效。

②推摩时从轻到重，多用拇指腹后部。

③在推三条线时，边缘一条可尽量偏边缘，靠掌中的一条可沿鱼际与掌中间的纵形褶纹进行。

④在鱼际中部和近心端可有敏感点。

（2）推摩小鱼际

小鱼际的推法与大鱼际相同（图 2-21），在小鱼际远端，四、五掌骨间的头颈间与掌横褶纹相交处有敏感点，加强刺激，可持续按压，也可反复按压。

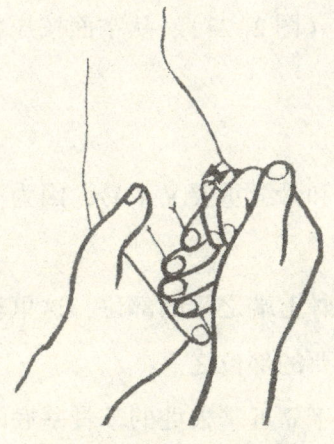

图 2-21　夹揉小指掌背侧

注意：

①小鱼际的推摩根据患者手的大小可分为2个纵形线，也可分为3个纵形线。

②小鱼际尺侧尽量靠近第五掌骨。

③推摩肌腹时也要相应增加压力，使其有渗透感，并注意有无敏感点。

(3) 推摩掌中部

推摩手掌中部数次（图2-22）。

注意：按摩时要渗透，推到掌根处稍停。

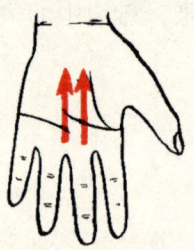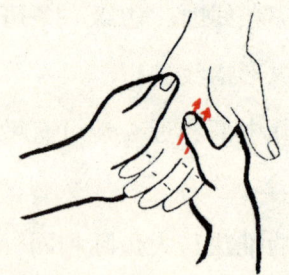

图2-22　按摩掌中部

(4) 点压各掌骨边缘和骨缝

对敏感点加大刺激（图2-23）。从掌面按压各掌骨骨膜要用术者右手指端点压。

注意：

①点压各掌骨边缘和骨缝重要又不易，因为手掌面皮肤厚韧，力小了达不到目的。

②要特别注意各掌骨上端之间的部位，这里较易取得敏感点，尤其是第二掌骨桡侧是最重要的部位之一。

③在手掌放松时，于靠近掌根处的掌骨基底间也可获得较明显的敏感点。

④对头颈部和泌尿生殖系统的疾病有良好的治疗作用。

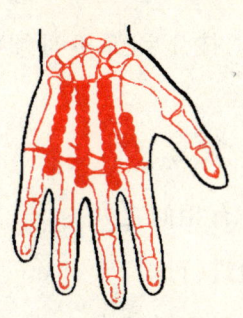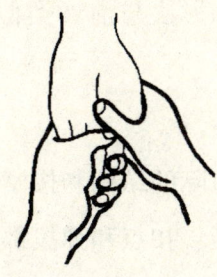

图2-23 用拇指尖点压各骨缝

（5）点压大鱼际敏感点

该敏感点多位于大鱼际中央偏近侧的肌腹内，可用拇指按压，也可按揉和弹拨，但必须掌握从轻到重的要领。（图2-24）。

注意：

①此部位在手按摩中非常重要，可以治疗多种疾病。

②大鱼际肌腹需放松时按压才能奏效。

③必须从轻逐渐加大力度才能既省力又获得满意的敏感点。

④在获得敏感点后除了从轻渐重地按压，还要增加弹拨的动作。

⑤特点是大鱼际中近部的敏感点可以治疗心、肺、胃、肠等多种疾病，对急性和慢性病都有良好的治疗效果。

⑥还可作为保健按摩的常规按摩部位。

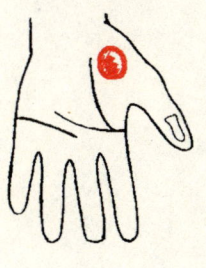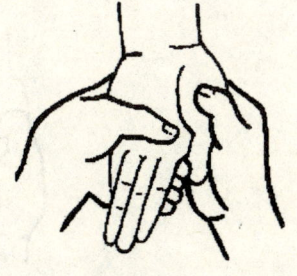

图2-24 拇指按压或弹揉大鱼际敏感点

(6) 点压小鱼际敏感点

位置和方法与前者类似（图 2-25），按压和弹拨时须做够刺激量才好。

注意：

①小鱼际的结构和按摩特点与大鱼际有相似之处。

②按压、扣点和弹拨都要从轻渐重地进行。

③在小鱼际压向第五掌骨桡侧部位时常有敏感点。

④小鱼际的敏感点对肠、胃、泌尿生殖和睡眠不佳的患者常有良好的治疗效果。

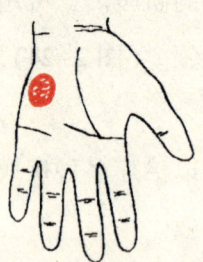 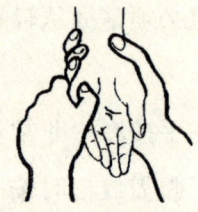

图 2-25 点压小鱼际中近部敏感点

(7) 点压四、五掌骨间与掌横褶相交处

该点对心肺疾病有良好疗效（图 2-26）。对手掌较厚的手可用加强点压法（图 2-27）。

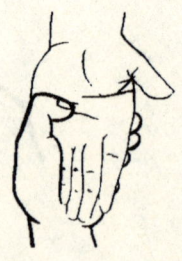

图 2-26 点压四、五掌骨间与掌横褶交点处

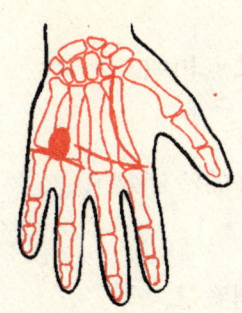 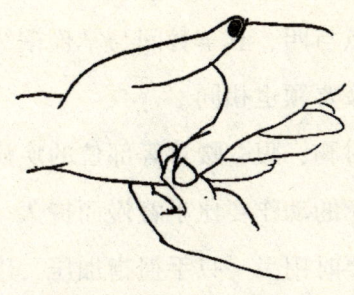

图 2-27　加强点压法

注意：

①此部位标志清楚，骨缝较宽，用单手拇指常可点压到敏感点。

②如果手大而厚可在单手拇指点压的基础上用另一手的拇指缓缓地加压，效果更好。

③如果是心肺疾病，术者常采取徐徐压入的同时，令患者缓慢地长吸气后又长呼气，3～5次后再缓慢放松，可有满意效果。特别对冠心病患者效果可靠。

(8) 点压三、四掌骨间与掌横褶纹交界处

该点可采用双手配合，如先用左手拇指点压，边揉边用力压入，同时用右手拇指加压（图2-28），有胀感，持续片刻后再慢慢放松，患者感到舒服。

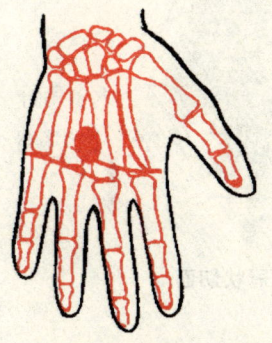 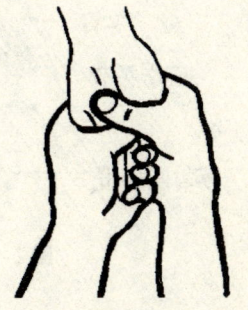

图 2-28　点压三、四掌骨间与掌横褶交点处

注意：

①此点与四、五掌骨间与掌横褶纹的交叉点相似。

②按摩要领也相同。

③它对胸、腹、腰背等部位的疾病有良好的治疗效果。

④按摩的动作要比手背慢而持久。

⑤必要时用另一只手拇指加压，以增加刺激量。

⑥有时需要在产生胀痛感后持续片刻再慢慢放松，可使患者产生欣快感。

5. 手腕

手腕的骨骼与其他部位的手骨不同，它不是长骨，而是短骨（图2-29），故按摩方法也不同。

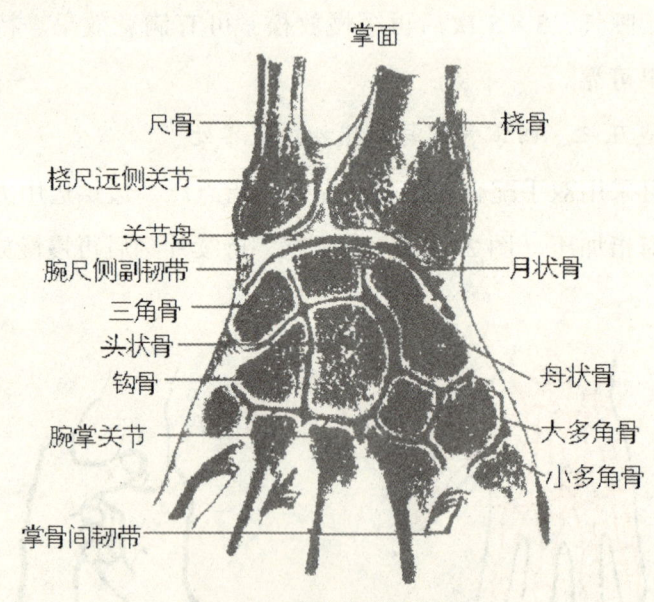

图2-29 手腕关节冠状切面

（1）手腕的掌和背正中

指的是腕背和腕掌面正中的位置。用右手拇指置于腕背正中，食指置于腕掌面的正中。先将腕背抬高使其处于骨节放松状,在将腕背压低的过程中拇指端压入腕背中点,以出现胀感;腕掌面正中抬高过程中食指压入出现胀感,如此交替进行数次(图2-30)。

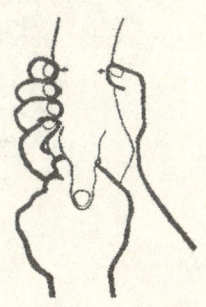

图2-30　点压手腕掌背正中点

(2) 相邻的部位

随着手腕的一屈一伸反复活动,可用双手拇、食指逐一点压逐渐远离中心的各敏感点(图2-31)。

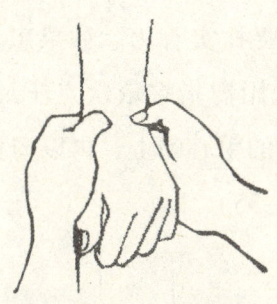

图2-31　逐一点压各点

(3) 手腕两侧

在患者手腕做过度的桡偏和尺偏过程中,用双手食指或一手拇、食指点压手腕两侧的敏感点(图2-32)。

(4) 摇腕

一手握住腕上方,另一方握住患者2~4指,将腕部做如图2-33的摇腕动作，顺时针和逆时针各做数次。

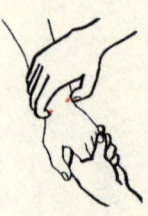 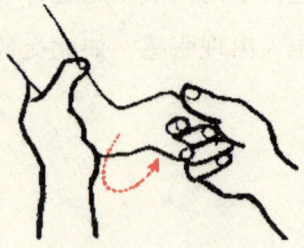

图2-32 点压手腕两侧　　　　　　　　图2-33 摇腕

6. 前臂（手臂）

前臂按摩中，一方面按手部按摩特点，将尺桡骨四周的骨膜都进行按摩，对敏感点加强刺激；另一方面，由于前臂比手肌肉更丰厚，自然要加入推拿、揉捏手法，对肘关节也要进行按摩。

（1）前臂尺桡骨之间

术者用拇指和食、中指相对，自尺桡骨之间下端依次对捏到上端（图2-34），每一个点都要扎实有力。如果患者前臂粗大或肌肉发达，也可不用对捏，而改为先用拇指端依次点压尺桡骨之间的掌侧，点压时，术者左手使患者左手的手心朝上，再以拇指依次按压前臂手背侧的尺桡骨之间的部位（图2-35）

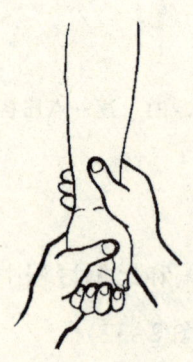

图2-34 对捏尺桡骨之间各点

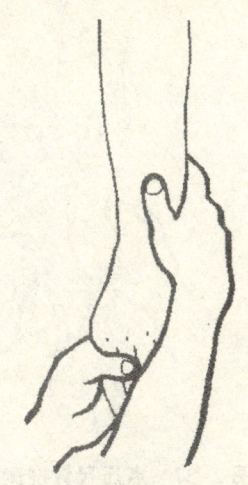

图 2-35 点压前臂背侧尺桡骨之间

(2) 前臂桡骨的尺侧缘

术者用右手拇指偏峰从远端至近端依次按压桡骨尺侧缘,发现敏感点则从轻渐重延长按压时间,增加按压次数,加大刺激量(图 2-36)。

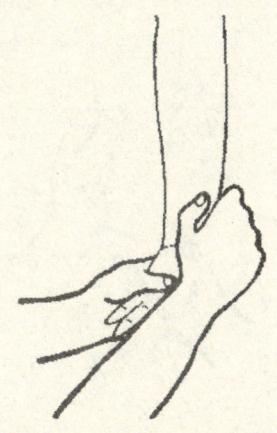

图 2-36 点压前臂桡骨的尺侧缘

(3) 前臂尺骨桡侧缘。

术者用左手拇指偏峰从远至近按压,对敏感点加大刺激量(图 2-37)。

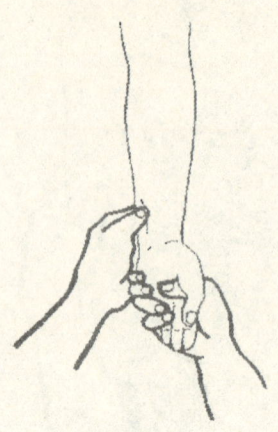

图2-37 点压尺骨桡侧缘

(4) 桡骨掌面

以右手拇指腹按压3遍，对敏感点进行从轻渐重的按揉（图2-38），在靠近肘部处常常需要延长按压时间。

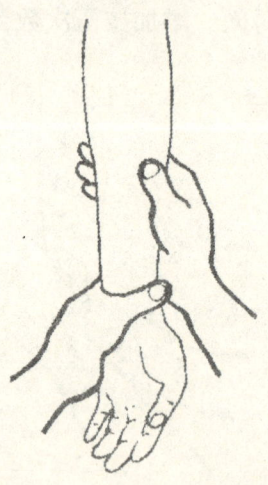

图2-38 点压桡骨掌面

(5) 尺骨掌面

用左手拇指腹按压3遍，出现敏感点增加按摩动作并延长按摩时间

（图2-39），上端要加重按摩。

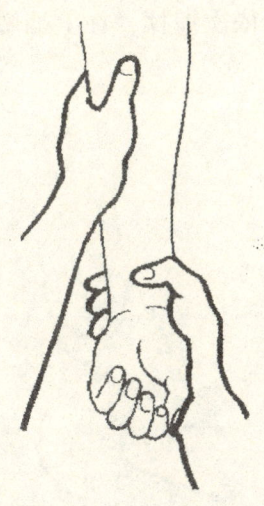

图2-39　点压尺骨掌面

（6）尺骨尺侧

术者用右手拇指从远至近依次捏揉，在上端敏感点处延长时间逐渐加大力度（图2-40）。

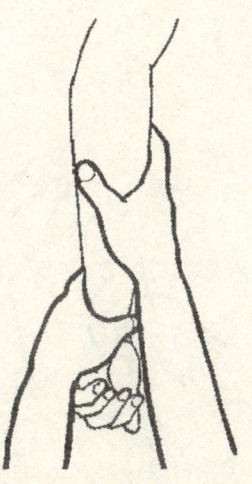

图2-40　点压尺骨尺侧

（7）桡骨桡侧

用左手拇指由远及近依次捏揉，在上端敏感处延长按摩时间，加大力度（图2-41）。

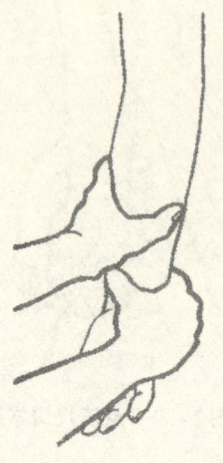

图2-41　点压桡骨桡侧

（8）肘关节

肘关节的背后，鹰嘴周围骨缝，用右手食、中指点、扣、揉（图2-42）。

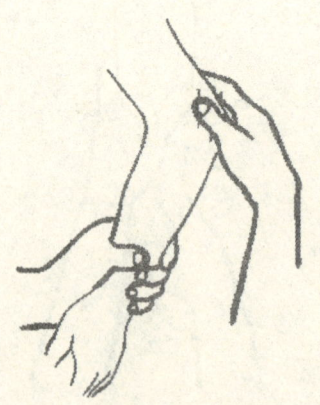

图2-42　点扣揉肘关节后面各骨缝

(9) 上臂

本来不是手部按摩的内容,但既然按摩师已经按摩了肘部,将上臂和肩部做简单的拿捏也是必要的。肩部如有痛点或功能活动不正常,应建议其专门做肩部的按摩。

(10) 牵抖上肢

根据患者情况,适当牵抖上肢,一般做上下和左右两种抖法(图2-43)。

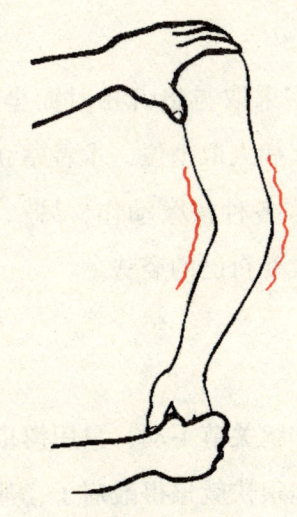

图2-43 牵抖上肢

二、按摩要领

1. 姿势

手部按摩时，一般多采取与患者相对而坐的位置，并随时调整体位，处于最省力的姿势。病人取坐位，术者站立时要避免弯腰太大。总之，一方面要能顺利完成各种按摩动作，另一方面要保持自己不受伤害，还要根据需要经常改变自己的姿势。

2. 多用腕关节

进行手部按摩时，如腕关节不动，只用拇指一个姿势点按，拇指屈曲时所用的大鱼际等肌肉很快就累得酸痛了，甚至再继续按摩就没有力量，不像开始那样自如了。

术者用双手拇指顶患者的第二、三掌指关节远侧和第四、五掌指关节远侧时，因为该处的结构有点像上山坡的由低向高的趋势，故虽然是用拇指指端的偏桡侧处"顶"，但这个动作必须先将手压低，再一边向前推顶，一边抬起手来，在此过程中使患者掌指关节远侧受到有效的顶压，产生胀痛感。以上动作连续做就很像农村过去摇辘轳把水桶放下去的动作，在此过程中，术者两腕连续做先桡偏屈腕，再尺偏伸腕（背屈）的环式动作。这样做为大鱼际和其他手部的肌肉省了劲，还同时活动了术者的前臂和肩部，病人也得到了最好的感受。

术者双手食指钩点患者手掌两侧一、五掌骨边缘的做法。将双手食指尖紧紧钩住第一掌骨桡侧的骨膜处和第五掌骨尺侧的骨膜处，用端簸箕的动作将患者手抬高，此时食指尖自然使患者有了酸胀感。这样反复做，又省力，效果又好。否则，用食指和拇指之间的力，既费劲，效果还不好。总之窍门很多，关键是要善于多用腕关节配合。

3. 拇指指间关节要屈曲

术者在做点按动作时，要多用拇指指间关节屈曲的手势。这个手势接近手的功能位（休息时的姿势），最省力，最放松；拇指屈曲时拇指尖正好顶住第二掌骨的虎口侧，容易顶上劲；在用拇指尖端按揉手掌心的部位时，还可以用辅助手在拇指关节处加力，此时按摩手如不屈曲成90°就不好加力给予辅助了。

道理很简单，如果拇指关节不屈曲，按揉动作就变成捏了，捏的动作所费的力比直接用拇指尖顶要大得多，而病人接受到的力反而小。因为这里运用了杠杆原理。

4. 勤换手

术者在做手部按摩时，尽量注意左右两只手勤交换，这样既不累，又能提高效率。

以推手掌的动作为例，手掌肉厚，虽然是从轻开始逐渐加重手法，但总是要费力的。如果从始至终就用一只手辅助，一只手推摩，很快就会感到手疲劳、酸痛，无法再继续按摩下去了。如术者用左手辅助，握住患者左手四个手指，用右手拇指先从大鱼际推摩9次，换成右手辅助，左手拇指推摩小鱼际数次，再换成左手辅助，右手推摩掌心。这样下来两只手都轻松。按压手掌各部时更是如此。按摩师与自我保健按摩要求不同，自我按摩没有固定的时间要求，可以随心所欲，按摩师就必须在限定的时间里完成按摩程序，因此必须巧妙地使用勤换手的技巧。

5. 手部按摩的注意事项

手部按摩简便、安全、高效，适应证广泛，易于推广。但应注意以下几点：

①按摩师指甲不要太长。

②有条件时按摩前涂点护肤霜和其他润滑剂易于操作。

③按摩前后，患者如能饮点水，将有利于血液循环和排除体内毒物。

④用力恰当，使患者得到合适刺激量，效果更好。

⑤对慢性病，可按疗程进行连续按摩。

⑥在按摩时更要注重敏感点刺激量，这是提高疗效的保障。

⑦手部按摩方便有效，可单独应用，但也不排除与其他疗法合用。

⑧做手部按摩，要诚实、有效地为患者解除病痛，不要与看手相混为一谈。

⑨手部按摩不是万能的。对于诊断不清，怀疑恶性病变和不便于做手按摩的局部感染、出血性疾病都应谨慎行事，避免延误病情或造成不良后果。

三、常用手法

1. 推法

手部按摩中常用的推法是拇指推法。操作时用拇指指端或指腹着力于手部一定的部位上进行单方向的直线推动,为直推法(图2-44)。要紧贴体表,用力要稳,速度要缓慢均匀,多配合适量的按摩介质,速度为每分钟200次左右,可用于手部各线状穴位。如用双手拇指从某线状穴位的中点向两侧分推,称为分推法。如用两手拇指端或螺纹面自某线状穴两端向中间推动合拢,为合推法,又称"合法"。

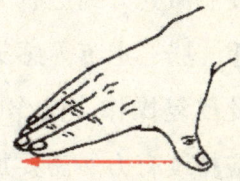

图2-44 直推法

2. 拿法

捏起提起谓之拿。拿法就是用大拇指和食、中两指,或用大拇指和其余四指作相对用力,在一定的部位和穴位进行节律性的提捏,操作时,用力要由轻而重,不可突然用力。动作要和缓而有连贯性。本法适用于手部各穴(图2-45)。

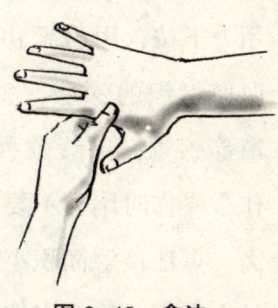

图2-45 拿法

3. 按法

按法是最早应用于按摩疗法的手法之一，也是手部按摩常用的手法之一。在手部按摩中，按法是指用拇指的指端或螺纹面着力于手部穴位或病理反射区上，逐渐用力下按，用力要由轻到重，使刺激充分到达肌肉组织的深层，患者有酸、麻、重、胀、走窜等感觉，持续数秒，渐渐放松，如此反复操作。操作时用力不要过猛，不要滑动，应持续有力。需要加强刺激时，可用双手拇指重叠施术。按法经常和揉法结合使用，称为按揉法。对年老体弱或年龄较小的病人，施力大小要适宜。按法适用于手部各穴（图2-46）。

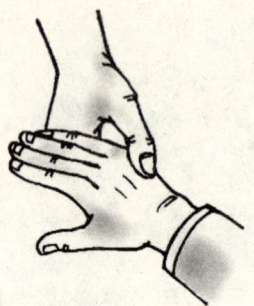

图2-46 按法

4. 点法

在手部按摩中，点法指用拇指指端或屈指骨突部着力于手部穴位或病理反射区上，逐渐用力下按，用力要由轻到重，使刺激充分到达肌肉组织的深层，患者有酸、麻、重、胀、走窜等感觉，持续数秒，渐渐放松，如此反复操作。操作时用力不要过猛，不要滑动，应持续有力。点法接触面积小，刺激量大。点法常与按法结合使用，称为点按法。对年老体弱或年龄较小的病人，施力大小要适宜。点法适用于手部各穴（图2-47）。

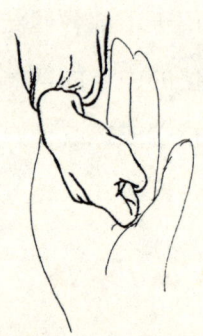

图2-47 点法

5. 掐法

在手部按摩中，掐法刺激最强。用拇指指甲重掐穴位，将力量贯注于拇指端。掐前要取准穴位，为了避免刺破皮肤，可在重掐部位上覆盖一层薄布，掐后可轻揉局部以缓解疼痛。掐法多用于急症、重症（图2-48）。

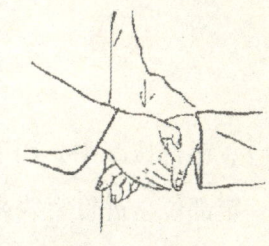

图2-48 掐法

6. 揉法

手部按摩中多用指揉法。指揉法是用拇指螺纹面吸定于手部一定的穴位或部位上，腕部放松，以肘部为支点，前臂作主动摆动，带动腕和掌指作轻柔缓和的摆动。压力要轻柔，动作要协调而有节律，每分钟速度120～160次。本法多与按法结合使用，适用于手部各穴位（图2-49）。

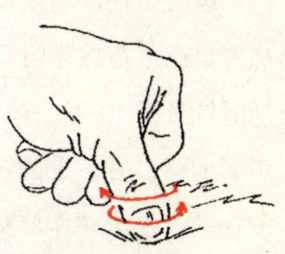

图2-49 揉法

7. 捏法

手部按摩常用三指捏。三指捏是用大拇指与食、中指夹住肢体的某两个穴位，相对用力挤压。在做相对用力挤压动作时，要有节律性，力量要均匀、逐渐加大。本法常与拿法结合使用，称为拿捏法（图2-50）。

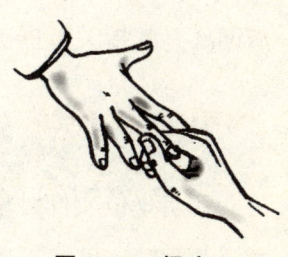

图2-50 捏法

8. 擦法

手部按摩中，用手掌的大鱼际或小鱼际附着在一定部位，进行直线来回摩擦，向下的压力不宜太大，但推动的幅度要大。擦法使用时要涂适量的润滑油或配制药膏，既可防止擦破皮肤，又可通过药物的渗透以加强疗效（图2-51）。

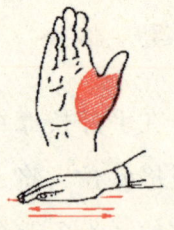

图 2-51　擦法

9. 摇法

腕关节摇法有主动和被动两种（图2-52）。患者自己进行按摩时可做腕关节主动摇法，顺、逆时针各摇10下。被动摇法要求操作者一手托住患者前臂，另一手握住患者指部，作腕关节的环旋摇动。摇法动作要和缓，用力要稳，摇动方向和幅度须在患者生理许可范围内进行，由小到大。腕关节摇法可改善腕关节的功能，加强手部的血液循环。掌指关节摇法也具有同样的作用。

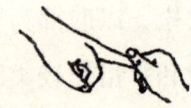

图 2-52　摇法

10. 拔伸法

患者坐位或仰卧位，操作者一手握住患者一侧上肢前臂，另一手握住其手背部，轻轻用力拔伸，力量逐渐加大，至腕关节有松动感为止。如患者较为紧张，不易拉开，可先轻轻摇动，然后再拔伸。拔伸法可明显改善腕关节的活动功能，消除腕关节的紧张，加强手部的血液循环（图2-53）。

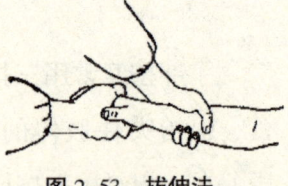

图 2-53　拔伸法

四、按摩要求

1. 按摩工具

在手部按摩中,操作者如果没有经过专业训练,单纯用手指按摩,手指很快就会疲劳、酸软,达不到按摩力度,影响按摩疗效。因此,最好配置一根按摩棒。按摩棒制作方法如下:选一硬木,长14厘米,中间直径2厘米,大头直径1.4厘米,小头直径0.4厘米,两头均磨成圆球形,用细砂纸打磨光滑即可使用(图2-54)。

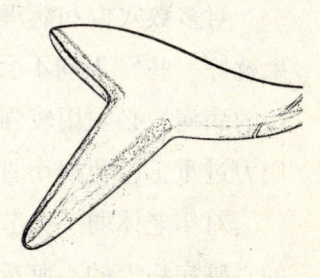

图2-54 按摩棒

如一时没有合适硬木自制,可选择一头光滑、大小合适的生活用品作为按摩工具,如钢笔、圆珠笔等,只要握持方便即可。选准穴位按压时,力量要由小到大,轻重相间。

2. 按摩的时间

要根据病种、病情和病人体质等情况确定按摩时间,慢性病、顽固性疾病,按摩时间宜长些;急性病、病因明确单纯,按摩时间可短些。

一般来说,每个穴位或病理反射区按摩2~3分钟或3~5分钟就可以了。对严重的心脏病患者,在心脏反射区按摩1分钟即可,加上其他穴位或反射区,总共不超过10分钟。对于患有严重的糖尿病、肾脏疾病的病人,总的按摩时间也不要超过10分钟。对脊椎的每个反射区只需按摩2~3分钟就足够了。按摩肝脏反射区时,必须注意在病人肾脏功能良好的情况下,才可以按摩5分钟或更长时间,否则将不利于体内有毒物质的排泄。

每天按摩1~2次均可。若能长期坚持每天按摩一次,效果就更好了。如每天按摩一次，每次按摩的时间定在上午、下午或晚上均可，但以每天坚持同一时间为好。如每天按摩2次，以上午、晚上睡觉前各1次为宜，饱餐后和空腹不宜按摩。每次按摩30~45分钟为宜。一般病症，10次为一个疗程。经过按摩，若疾病基本痊愈后，应坚持再按摩一段时间，以巩固疗效，增强体质，减少复发。

3. 按摩的力度

对多数穴位和病理反射区来说，刺激适当强一点，痛感重一点，效果就好一些（不痛不会有效果）。特别是骨骼、关节、肌肉、韧带等部位的病痛，必须用较强的力量按摩，才能取得较满意的效果。但也不要用力过重，以免损伤骨膜。

对年老体弱、关节较硬或肌肤娇嫩的患者，都不宜用力过重。严重的心脏病病人的心脏反射区、肝脏病人的肝反射区及淋巴和坐骨神经反射区，在按摩时，用力均不宜过重，只要有明显的痛感就行了。

有少数病人对痛觉特别敏感，耐受能力较差。给这些病人按摩时，如发现病人脸色发白，说明压力已超过其耐受能力，应立即减轻力量，或暂停按摩。待病人休息片刻，恢复正常后，再进行治疗。

手部按摩时，用力要先轻后重，逐渐增加力量，一直增加到被按摩者能接受的最大限度为止。

为他人按摩时，身体要放松，要善施巧劲，并不时地变换手法和力度，以免引起自身疲劳。自我按摩对于年老、关节僵硬者可能有许多难处，如不能弯腰、屈腿，而且全身还不能充分放松，影响血液循环，因而治疗效果就大大下降。当然如能持之以恒，也不失为一种自我锻炼的好方法，长期下去，自然受益无穷。但需注意循序渐进，关节功能会慢慢改善，按摩的技巧和力度也会逐步提高。按摩中切记自然呼吸，不要屏气！

4. 按摩的方向与顺序

双手的总体按摩方向可以顺逆经络气血运行的方向为依据，根据疾病的性质，采取顺经络气血运行的按摩方向为补；逆经络气血运行的按摩方向为泻，以补虚泻实。或依据向心按摩为补，离心按摩为泻。这就是说按摩方向要根据疾病的性质和不同的取穴体系来决定。按摩方向不是一成不变的，要根据病情灵活地掌握和运用。

按摩时男先左手，后右手；女则相反，先右手，后左手。如没有足够的时间，只要按摩一只手上的穴位就可以了。在按摩治疗中，应根据病情先按摩主要穴位和部位，再按摩配穴及次要穴位或部位。肾、输尿管、膀胱和肺是人体主要的排泄器官，在选择反射区或反应点按摩时，这几个同名穴位自然成为重点按摩部位。无论治疗，还是保健，一般在按摩的开始和结束时，都要按揉这几个穴位。手部按摩的顺序也不是一成不变的，在治疗中应据具体情况灵活变通。

5. 手部按摩的选穴

手部按摩应根据病情、病变部位和取穴体系，分清主次，灵活选取穴位。本书就各病症提供了各不同体系常用的按摩用穴，读者可选用任一体系穴位进行按摩，也可全部采用。经穴和经外奇穴中可选用3～4个反复按压。病理反射区中的肾、输尿管、膀胱、肺及一些对症用穴应多按揉；选用穴位包括基本穴位、对症穴位和相关穴位。基本穴位指肾、输尿管、膀胱和肺，不论何病，在治疗的开始和结束时都要按揉。对症穴位指针对病情和病位的主要穴位，如胆囊炎选择胆反应点或反射区。相关穴位指对疾病起辅助治疗作用的穴位，如胆囊炎选择肝、脾等穴反应点都是针对性较强的选穴，可适当增加按摩时间；全息穴中提供穴位可能是敏感点，患者应在其上下反复推按就可找到敏感点，然后在敏感点上用力按揉200～400次。

6. 按摩膏的使用

使用按摩膏的目的是：一来可以保护按摩者的手和被按摩者的手，二来选择适宜的药膏还能加强治疗作用。为了保持按摩的力度，每次不要涂得太多。这里介绍几种常用的按摩膏。

1）按摩乳：市场有售。具有润滑皮肤、活血化瘀、清热解毒等作用。可用于任何情况。

2）冬青膏：以冬绿油（水杨酸甲酯）与凡士林按 1∶5 混合调匀而成。有消肿止痛、祛风散寒等作用。适用于跌打损伤的疼痛、肿胀及陈旧性损伤和寒性痛证等。

3）滑石粉：医用滑石粉或市售爽身粉均可。有润滑皮肤、干燥除湿等作用。适用于炎热夏季按摩时应用，对婴幼儿及皮肤娇嫩者尤佳。

4）薄荷水：将鲜薄荷叶浸泡于适量开水中，加盖停放一日后，去渣取汁应用。有祛暑除热、清凉解表的功效。适用于夏季按摩及一切热病。

5）麻油：其他植物油代替也可。有和血补虚、祛风清热等功效。适用于婴幼儿及久病虚损或年老体弱者。

6）白酒：药酒亦可。有活血止痛、温通经络的功效。适用于迁延日久的损伤疼痛或麻木不仁，腰膝痿软无力，手足拘挛等病症。

7）鸡蛋清：将鸡蛋（鸭蛋、鹅蛋亦可）一端磕一小孔后，悬置于容器上，取渗出的蛋清应用。有消导积滞、除烦去热等作用。适用于嗳气吐酸、烦躁失眠、手足心热、各种热病及久病后期。

8）葱姜汁：将葱白及鲜生姜等量切碎、捣烂，按 1∶3 比例浸入 95% 酒精中，放置 3～5 日后，取汁应用。有温中行气、通阳解表等作用，适用于因寒凝气滞而致的脘腹疼痛及风寒引起的感冒、头痛等。

五、按摩宜忌

1. 适应证

每一种疗法都有一定的适用范围，手部按摩也不例外。根据我们多年的临床实践和对数以千计的病例分析，手部按摩主要适应下列几个方面的病证：

1）对神经官能症（包括下丘脑自主神经功能紊乱、各脏器官功能紊乱）和各种神经痛有明显疗效。这是因为手部按摩对中枢神经系统兴奋与抑制平衡有调节作用，对痛觉有明显的阻断作用。

2）对慢性胃肠道疾病和小儿厌食、小儿消化不良有明显疗效。手部按摩对消化系统的消化吸收功能有很好的促进作用。

3）对各种变态反应性疾病，如过敏性哮喘、过敏性鼻炎、过敏性皮炎有明显疗效。因为手部按摩对神经内分泌系统的平衡有较好的调整作用，明显提高了肾上腺皮质功能，产生了类似应用皮质激素（如泼尼松、可的松）的作用。

4）对各种炎症，如乳腺炎、淋巴结及淋巴管炎、上呼吸道感染、喘息性气管炎等有明显疗效，说明手部按摩对机体免疫系统的提高有明显的促进作用。

总之，手部按摩对生理功能的调节具有重要意义，对各种功能性疾病有明显疗效。对于器质性疾病也有一定的治疗作用，但不应单独使用，可将手部按摩作为主要辅助方法。

2. 禁忌证

手部按摩虽然治疗范围广泛、疗效好、无副作用，但如同所有的治病方法一样，也不能包治百病，对有些病症是不宜使用的。我们认为，以下的几种病症禁忌施用手部按摩法，临证时要谨慎对待。

1）某些外科疾病：如急性腹膜炎、肠穿孔、急性阑尾炎、骨折、关节脱位等。

2）各种急性传染病：如伤寒、霍乱、流脑、乙脑、肝炎、结核、梅毒、淋病、艾滋病等。

3）急性中毒：如食物中毒、煤气中毒、药物中毒、酒精中毒、毒蛇咬伤、狂犬咬伤等。

4）急性高热病症：如败血症等。

5）各种严重出血性疾病：如脑溢血、胃出血、子宫出血、内脏出血等。

6）急性心肌梗死、严重肾衰、心衰等。

7）妇女月经期及妊娠期不宜按摩。

8）精神病患者发作期不宜按摩。

由于上述情况均表示病势急迫，瞬息万变，不能贻误病机，且病情严重，机体虚弱，承受不了按摩的疼痛。而按摩易使血液循环加快，使有些病人出现不良后果。

对上述禁忌证，应及时采用药物、手术等治疗措施，待病情趋于稳定或缓解后，再以手部按摩作为辅助手段进行调理性治疗，以加强疗效，缩短病程。

3. 注意事项

1）除需要具有高尚的道德外，还要有强健的体魄，平时应坚持练功，有良好的耐力、熟练的手法和按摩技巧。保持双手清洁温暖，指甲常修剪。

2）治疗前让患者休息片刻，并将注意事项告诉患者，以便医患配合。

3）暴饮、饱餐、洗澡1小时内及过度疲劳之余均不宜做手部按摩。

4）治疗中如出现一些反应，应随时提出，以便及时处理，区别对待。

5）对症选穴后，采用指尖点按或按揉手法，力量柔和深透，每穴3～5分钟。

6）治疗腰部、颈部及各种关节、软组织扭伤时，应边施手法，边嘱患者活动，病痛严重时还必须直接按摩患部。

7）手穴部位比较小，按摩时，有些穴位亦可用一些器械代替本法操作，如以钢笔、圆珠笔等尾部（必须光滑圆润）按压穴位。

8）自我按摩者注意循序渐进，并严格遵守操作要求。

9）严重病症应以药物和其他疗法为主，手部按摩为辅。

10）手部按摩要有毅力和恒心。

第三部分 身体病症

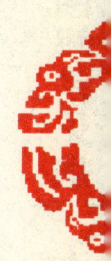

一、头面部病症

1. 头痛

头痛指头颅上半部的疼痛，是一种常见的自觉症状，见于各种急、慢性疾病中。头部疾病和身体其他部位的疾病均可引起头痛，头痛可急可慢，可轻可重。头痛可单独出现，也可与其他症状相兼并见。

发热伴有头痛，应考虑为传染病或其他感染性疾病所致。头痛较为剧烈，并伴有喷射性呕吐，应考虑颅内疾病。头痛伴有视力锐减，眼睛剧烈疼痛，应怀疑急性充血性青光眼。上述几种情况，均属头痛重症、危症，运用手部按摩取效甚微，切勿延误病情！

手部按摩对于慢性高血压之头痛、偏头痛、血管神经性头痛、感冒头痛及一些原因不明头痛有较好的疗效。

【选穴】（图3-1，图3-2）

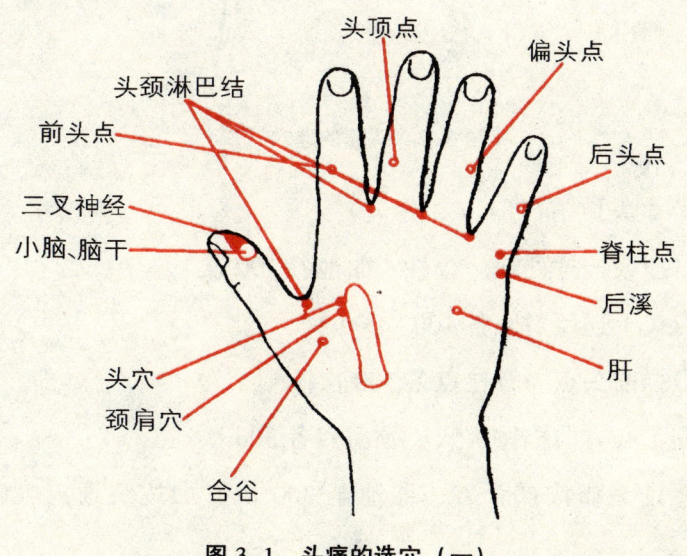

图3-1 头痛的选穴（一）

1）经穴：列缺、合谷、曲池、后溪、神门等。

2）反射区：大脑、小脑、脑干、三叉神经、头颈淋巴结、腹腔神经丛、肝、肾、肾上腺、膀胱、输尿管、垂体等。

3）反应点：前头点、后头点、头顶点、偏头点、脊柱点。

4）全息穴：头穴、颈肩穴。

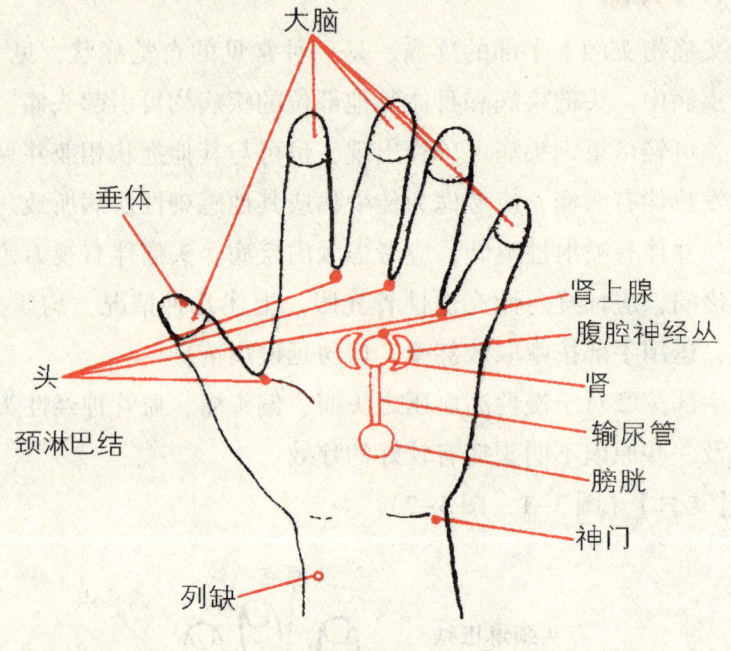

图 3-2　头痛的选穴（二）

【按摩方法】

1）拿捏或按揉列缺、合谷、曲池各 100 次。

2）点按上述反射区各 100～200 次。

3）点揉前头点、脊柱点各 300 次。

4）向掌心方向掐按头穴、颈肩穴各 300 次。

5）感冒头痛按揉合谷、曲池至 300 次，加按头顶点、后头点各 100 次。

6）头痛并有失眠、多梦等症者，加按揉神门、肝反射区、偏头点各200次。

每天按摩1次，持续3个月为一个疗程。3个月后如基本恢复正常，可改为隔日1次，续做一个疗程，以巩固疗效。

【注意事项】

①如仍未明显改善，应积极查明原因，在综合治疗的基础上，继续运用手部按摩配合治疗以加强疗效。

②头痛久病者，要注意饮食清淡，起居有常，保持平稳心态，避免紧张、激烈或刺激的环境，禁烟酒及油腻生冷之品。

③适当的体育锻炼，如慢跑、太极拳，有助于增强体质，减轻头痛的发生和发展，但忌过度疲劳。

2. 三叉神经痛

三叉神经痛是指三叉神经分布区域内反复出现阵发性、短暂剧烈疼痛。根据发病原因，可分为原发性和继发性两种。原发性三叉神经痛病因不详，继发性三叉神经痛多为中耳炎、牙痛、脑血管病、肿瘤、鼻窦炎、眼病等引发。患者面部有疼痛敏感点，说话、进食、刷牙、洗脸、表情运动、甚至微风拂面就可以引起疼痛。

三叉神经痛是一种顽固难治之症，至今尚无特效疗法。手部按摩治疗原发性三叉神经痛有一定的疗效，通过几个疗程的治疗可减少疼痛发作的次数，减轻疼痛。如能持之以恒，也有治愈的机会。对于继发性三叉神经痛，手部按摩只是一个辅助方法，以止痛为目标。

【选穴】（图3-3，图3-4）

1）经穴和经外奇穴：商阳、合谷、温溜（图1-16）、曲池（图1-11）、四渎（图1-12）、八邪等。

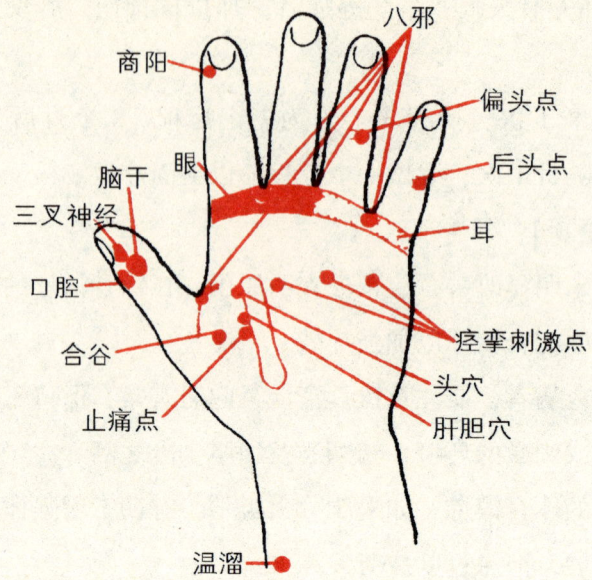

图 3-3 三叉神经痛的选穴（一）

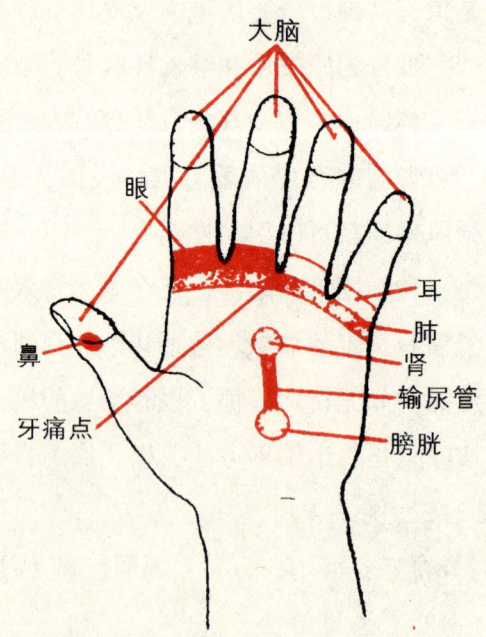

图 3-4 三叉神经痛的选穴（二）

2）反射区：三叉神经、大脑、脑干、肾、输尿管、膀胱、肺、鼻、眼、耳、口腔等。

3）反应点：牙痛点、偏头点、后头点、痉挛刺激点等。

4）全息穴：头穴、肝胆穴等。

【按摩方法】

上述选穴分为两组，交替使用。

第1组：反射区、全息穴。

第2组：经穴和经外奇穴、反应点。

间歇期每穴按揉100～300次。疼痛剧烈时，以第一组为主，点按或掐按至疼痛缓解为止。

每天按摩2次，10天为一个疗程。持续几个疗程后，如症状明显减轻，可改为每天1次，直至痊愈。治愈后，仍需续治2个疗程，以巩固疗效，防止复发。

【注意事项】

①治疗继发性三叉神经痛，要加相关脏器的病理反射区。

②患者要保持乐观情绪，避免精神紧张。

③可参加适当的体育锻炼，但要避免过度疲劳。

④不吃刺激性食物及海鲜等发物，忌烟酒。

3. 面瘫

面瘫指面部肌肉麻痹，运动障碍，出现口眼歪斜的症状。

本病由于面神经急性非化脓性炎症所致，故称之为面神经炎，亦称周围性面神经麻痹。本病通常急性发作，突然一侧面部表情肌瘫痪，前额皱纹消失，眼裂扩大，鼻唇沟平坦，口角下垂，面部被牵向健侧。病侧不能作皱眉、蹙眉、闭目、露齿、鼓颊等动作，闭目不紧，露睛流泪，进食咀嚼时食物常储留在患侧齿颊之间，饮水、漱口时水由患侧口角漏出。发病年龄多在20~30岁，以男性较多。

【选穴】（图3-5，图3-6）

1）经穴：合谷、曲池、四渎、八邪等。

2）反射区：肾、输尿管、膀胱、肺、大脑、颈项、上颌、下颌、鼻、眼、耳、头颈淋巴结等。

3）反应点：牙痛点、偏头点、后头点、痉挛刺激点等。

4）全息穴：头穴、肝胆穴、肾穴等。

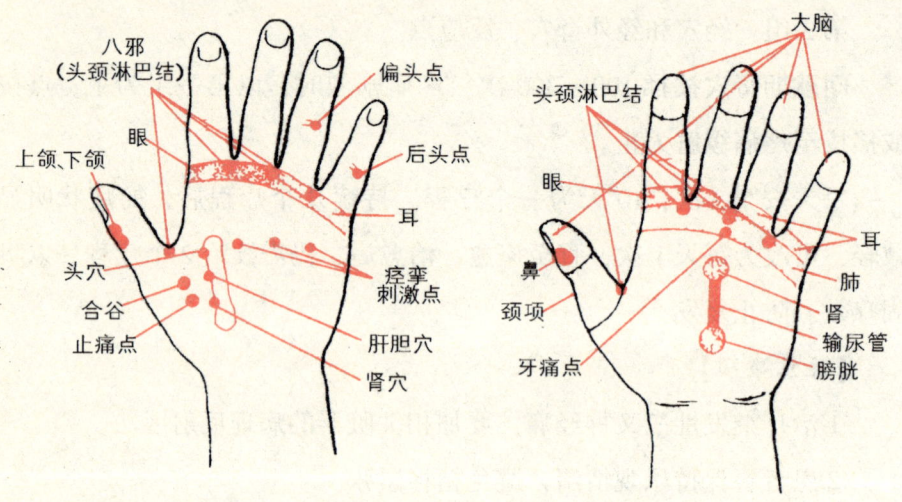

图3-5 面瘫的选穴（一）　　图3-6 面瘫的选穴（二）

【按摩方法】

按揉或推按合谷、曲池、肾、输尿管、膀胱、肺、牙痛点、痉挛刺激点、头穴各100~300次。其余各穴备用。

每天按摩1次，10次为一个疗程。一般治疗3~4个疗程。

【注意事项】

①患者每天可自己用手按摩瘫痪的面肌，每次5~10分钟，每天3~5次。

②患者在恢复期进行功能锻炼，如对镜做蹙眉、皱眉、皱鼻、露齿、闭眼、拉口角等面部表情肌锻炼，可缩短病程。

③局部用毛巾作湿热敷,每次10分钟,每天2次,注意温度不要过高,以免烫伤。

④如正处冬季,外出应戴口罩,避免面部吹风受寒。

4. 眩晕

眩晕,通常称为头昏眼花,是一种常见的症状。轻者发作短暂,平卧闭目休息一会儿就可恢复正常;发病严重的病人就好像乘坐在车船上,感觉天旋地转,以致站立不稳。多数病人的病情时轻时重,兼见其他症状而持续很长一段时间。多见于高血压、动脉硬化、贫血、神经官能症、耳源性眩晕等疾病。

手部按摩治疗眩晕具有一定疗效。但患者必须配合医生查明原因,积极治疗原发病,手部按摩可作为综合治疗中的一个辅助方法。临床治疗表明,内耳性眩晕、迷路炎、晕动病、基底动脉供血不足和全身疾病引起的眩晕,运用手部按摩配合中药等方法治疗,效果较好。

【选穴】(图3-7,图3-8)

1)经穴:内关、阳谷、支正等。

2)反射区:垂体、小脑与脑干、大脑、颈项、内耳迷路、耳、眼、肝、肾、肾上腺、甲状腺、脾等。

3)反应点:心点等。

4)全息穴:头穴等。

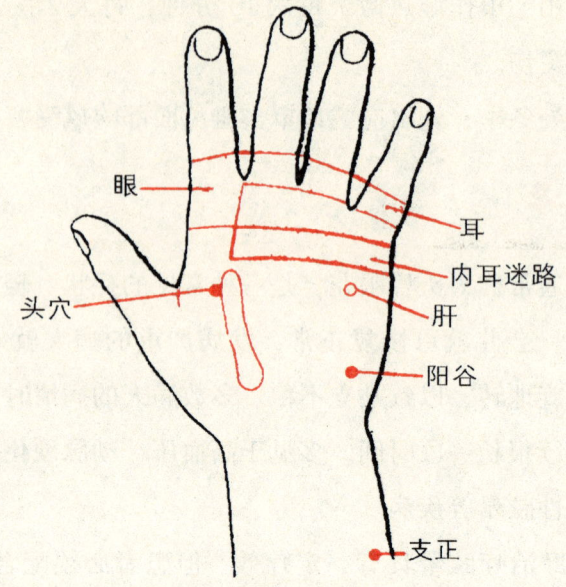

图 3-7 眩晕的选穴（一）

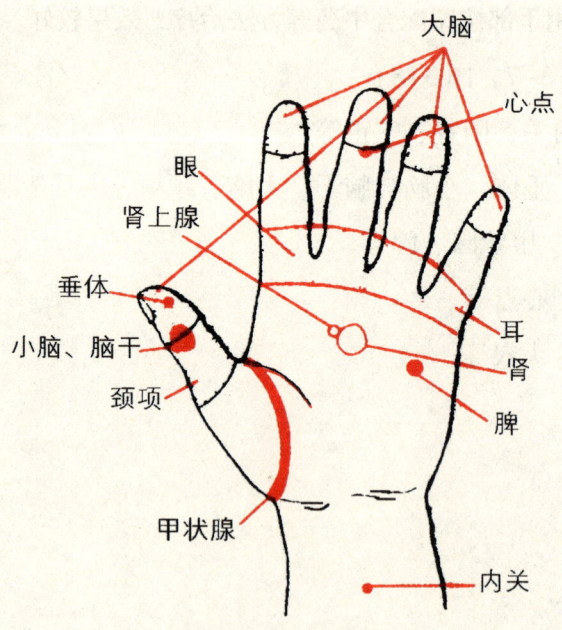

图 3-8 眩晕的选穴（二）

【按摩方法】

1）按揉或拿捏内关200次、阳谷、支正各50次。

2）点按垂体、小脑与脑干、大脑、内耳迷路、耳、眼、肝、肾各200次。

3）点按肾上腺、甲状腺、脾、颈项各100次。

4）点揉心点300次。

5）掐按头穴500次。

每天按摩1次，1个月为一个疗程，可根据治疗情况持续3~4个疗程。

【注意事项】

①注意起居有常，调摄寒温，避免过度疲倦。

②定期测量血压。

③戒烟酒，慎房事，保持情绪稳定，避免精神刺激，饮食宜清淡，少食多餐。

④若眩晕反复发作者，不宜高空或水上作业。

⑤高血压者如突发眩晕，应考虑中风的先兆。

二、五官病症

1. 牙痛

牙痛是口腔科牙齿疾病最常见的症状之一。很多牙病能引起牙痛，常见的有龋齿、急性牙髓炎、慢性牙髓炎、牙周炎、牙龈炎等。此外，某些神经系统疾病，如三叉神经痛、周围性面神经炎等；身体的某些慢性疾病，如高血压患者牙髓充血、糖尿病患者牙髓血管发炎坏死等都可引起牙痛。其症状主要是牙痛、咀嚼困难，遇冷、热、酸、甜或机械性刺激疼痛加重。治疗时要首先查证病因，对症治疗。

中医学认为牙痛主要有两种：一为胃火循经上蒸所致的实证；一为肾阴不足，虚火上炎所致的虚证。故治疗应清胃火，补肾阴，以止牙痛。手部按摩可较好地促进血液循环以消炎止痛，并能加强泌尿系统的功能，补肾排毒。因此，手部按摩是治疗牙痛常用的应急方法。

【选穴】（图3-9，图3-10）

1) 经穴和经外奇穴：合谷、阳溪、曲池（图1-16）、手三里（图1-16）、商阳、三阳络、四渎、八邪等。

2) 反射区：肾、口腔、胃、输尿管、膀胱、肺、上颌、下颌、十二指肠、小肠、大肠各区等。

3) 反应点：牙痛点、胃肠痛点、感冒点、后头点、止痛点。

4) 全息穴：头穴、脾胃穴、心肺穴等。

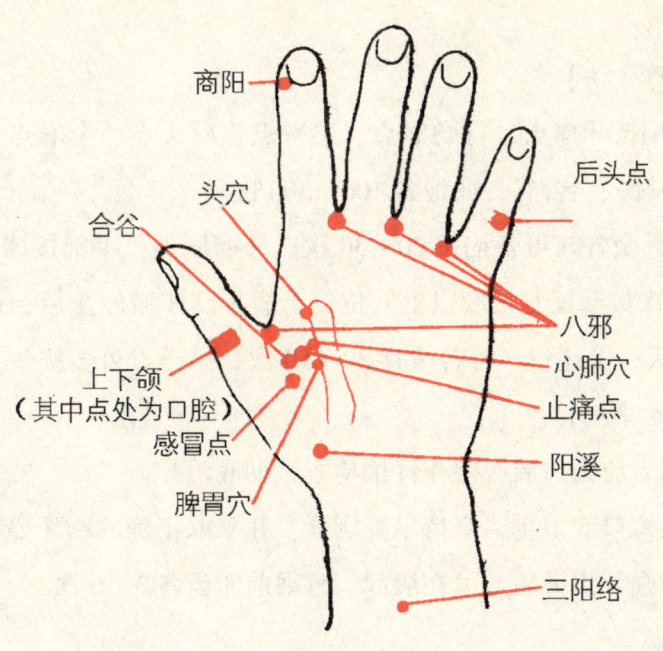

图 3-9 牙痛的取穴（一）

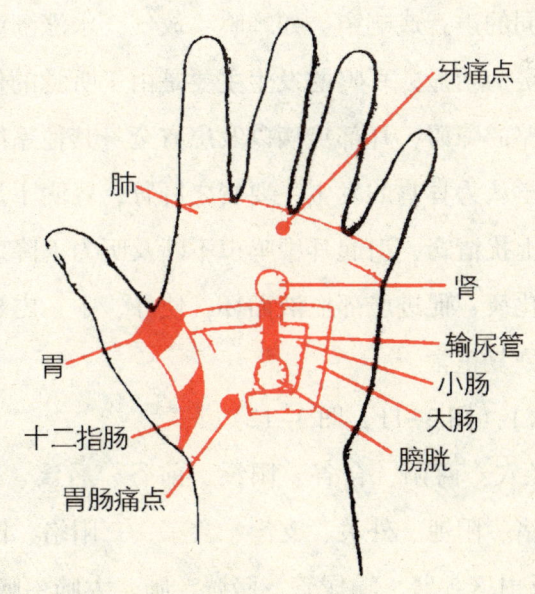

图 3-10 牙痛的取穴（二）

【按摩方法】

1）掐按牙痛点、胃肠痛点、感冒点、后头点、全麻点、头穴、脾胃穴、心肺穴、合谷、曲池各100～300次。

2）其余各穴可各掐按20～30次。牙痛剧烈，手部按摩可每天2～3次，每次按摩反复按摩以上穴位，至痛止。牙痛停止后，仍应持续按摩3～5天，上述选穴可各按揉30～50次，敏感点可多按些。

【注意事项】

①患者应去口腔医院作详细检查，彻底治疗。

②注意口腔卫生，坚持早晚刷牙，并采取正确的刷牙姿势。

③加强牙齿锻炼，可在晨起、睡眠前叩齿各3～6次。

2. 耳鸣

耳鸣是听觉功能紊乱而产生的一种症状。患者自觉一侧或两侧耳内有各种不同的声音或响声，如蝉鸣、放气、水涨潮声等，在安静的环境中其感觉更为明显。耳鸣的发生主要是由于听觉的传导器、感音器、听神经传导路的障碍，耳部疾病以及患有全身其他系统疾病而引起。

中医学认为耳鸣的发生主要责之肝肾，肾阴不足，虚火上炎，或肝胆火旺，上扰清窍，引起耳中鸣声不断及听力下降。手部按摩可泻肝补肾，祛风化痰，促进患部血液循环，使外、中、内耳听觉感受器官及听神经功能恢复正常。

【选穴】（图3-11，图3-12）

1）经穴：商阳、合谷、阳溪、前谷、后溪、腕骨、阳谷、关冲、液门、中渚、阳池、外关、支沟、会宗、三阳络、四渎等。

2）反射区：肾、输尿管、膀胱、肺、大脑、脑干、三叉神经、耳、内耳胆、淋巴结各区、腹腔神经丛等。

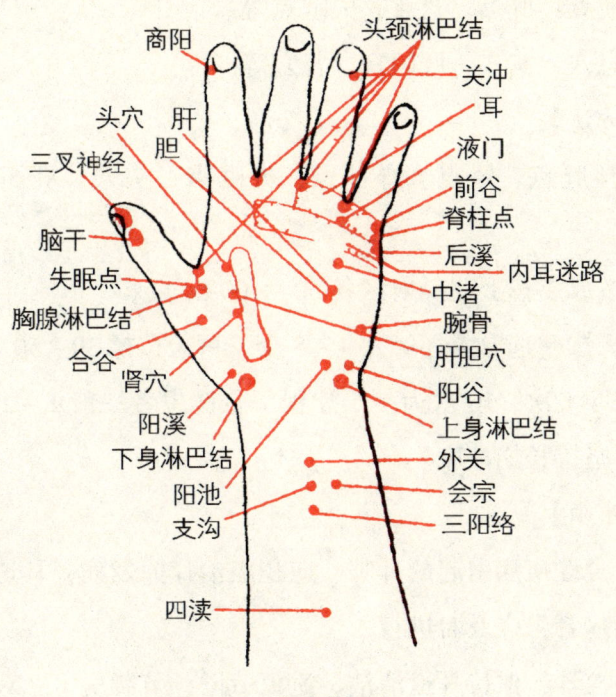

图 3-11 耳鸣的取穴（一）

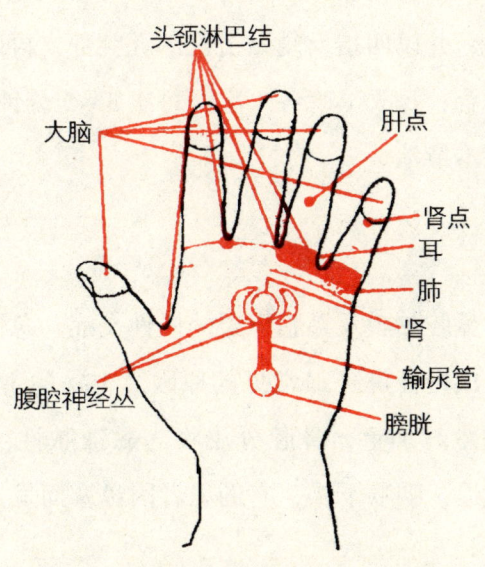

图 3-12 耳鸣的取穴（二）

第三部分 身体病症

3）反应点：肝点、肾点、失眠点等。

4）全息穴：头穴、肝胆穴、肾穴等。

【按摩方法】

1）按揉肝点、肾点、脊柱点、失眠点、头穴、肝胆穴、肾穴各300次。

2）推按或点按上述反射区各50~100次。

3）每天按摩选取上述经穴4~5个，每天按揉30~50次。

每天按摩1次，10次为一个疗程。急性患者一般1~2个疗程，慢性患者需要坚持长期按摩。

【注意事项】

①由全身性疾病引起的耳鸣，应积极治疗原发病；耳道有器质性病变需手术治疗者，应及时进行。

②禁止挖耳，保持耳道清洁，避免劳倦，节制房事，对治疗和预防均有积极意义。

③治疗中患者配合自我按摩之鸣天鼓法，可增强疗效。其法为以两手掌紧按外耳道口，并以四指反复敲击枕部乳突部，再以手掌对外耳道作有规律的一开一合，每天早晚各1次，每次3~5分钟。

④耳聋可参照本节治。

3. 鼻炎

慢性鼻炎是指鼻腔黏膜及黏膜下层的慢性炎症。急性鼻炎反复发作或治疗不彻底是造成慢性鼻炎最常见的原因。本病的主要症状有鼻塞、流涕，遇冷空气刺激时加重，鼻腔分泌物为黏液脓性，鼻腔分泌物增多，可伴有嗅觉减退，咽喉干燥，有的患者因鼻塞而发生头痛、头晕等症状。

中医学认为慢性鼻炎主要与肺的功能有关，因为"鼻为肺之窍"，鼻的各种功能正常,主要依赖肺气的作用。手部按摩能宣肺通窍,清热消炎,增强鼻的抗病能力。

【选穴】(图3-13,图3-14)

1)经穴和经外奇穴:少商、二间、合谷、偏历等。

2)反射区:肺、鼻、肾、输尿管、膀胱、额窦、扁桃体、头颈淋巴结、甲状旁腺等。

3)反应点:鼻出血点、止痒点、后头点、感冒点、咽喉点、咳喘点、脊柱点等。

4)全息穴:头穴、颈肩穴、肾穴等。

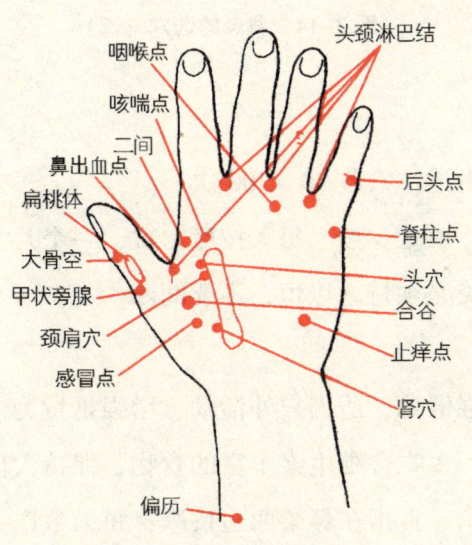

图3-13 鼻炎的选穴(一)

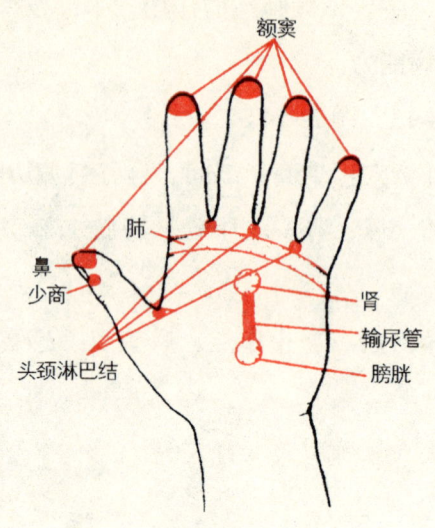

图 3-14 鼻炎的选穴（二）

【按摩方法】

按揉、点按上述选穴各 50~300 次。

敏感处多按，反之少按。每天按摩 1 次，一个月为 1 个疗程。手部按摩治疗慢性鼻炎必须持之以恒，不要间断。

【注意事项】

①平时应加强锻炼，适当户外活动，增强抵抗力。

②注意营养，多吃含维生素丰富的食物，保持大便通畅。

③患者用拇指、食指在鼻梁两边按摩，每天数次，每天几分钟，令鼻部有热感，具有保健预防的作用。

4. 近视

近视是指视远物模糊不清，视近物仍正常。发生近视除遗传因素外，多与青少年时期不注意用眼卫生有关。如灯光照明不良、坐位姿势不良、常躺着看书、在颠簸的车上读报、课程负担过重、印刷品质量太差、看电视时间过长或距离太近等。其他因素有营养不良、微量元素的缺乏、龋齿等都与近视的发生有一定关系。

由于眼的调节器官痉挛所引起的近视，称假性近视。手部按摩结合局部按摩治疗假性近视效果较好。按摩具有养血安神、明目定志、消除痉挛的作用。

【选穴】（图3-15，图3-16）

1）经穴：合谷、曲池、神门、内关、少泽、后溪等。

2）反射区：眼、大脑、肾、肾上腺、输尿管、膀胱、肺、颈椎、肩关节、颈肩区等。

3）反应点：眼点、颈项点、后头点、退热点、肩点等。

4）全息穴：头穴。

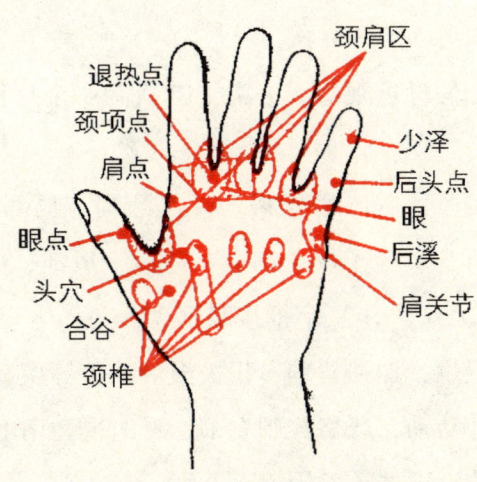

图3-15 近视的选穴（一）

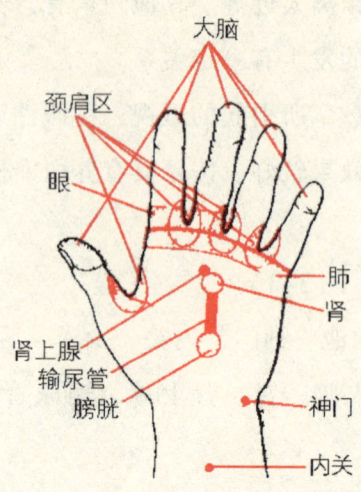

图3-16 近视的选穴（二）

【按摩方法】

点按上述选穴各30～300次。

手部按摩治疗假性近视每天1次，10次为一个疗程。

【注意事项】

①结合局部按摩，需持续至少3～4个疗程（局部按摩可选用印堂、攒竹、鱼腰、丝竹空、瞳子髎、四白、球后、风池、大椎等穴位按揉，每穴按揉30～50次）。"∞"字推按眼眶3～5遍。

②注意用眼卫生，加强营养，积极根治龋齿等疾病。

③多参加户外活动，严格控制看书、看电视和用电脑的时间，从根本上减少各种导致近视的诱发因素。

三、肩颈病症

1. 颈椎病

颈椎病又称颈椎综合征，是中老年人的常见病，多发病。本病是由于颈椎增生刺激或压迫颈神经根、颈部脊髓、椎动脉或交感神经而引起的综合征。根据压迫的不同部位和临床症状，颈椎病可分为神经根型、脊髓型、椎动脉型、交感神经型和混合型等五型。其中以神经根型最为多见，占颈椎病的65%。主要症状有颈项僵硬、活动受限、有一侧或两侧颈肩臂放射痛，并伴有手指麻木、肢冷沉重、感觉迟钝等。

手部按摩配合功能锻炼治疗颈椎病疗效较为满意，对神经根型疗效尤佳。手部按摩可以解除患部肌肉和血管的痉挛，改善血液循环，增强局部的血液供应，促进病变组织的修复；同时有利于消除肿胀，缓解对神经根或其他组织的压迫，从而减轻或消除临床症状。对脊髓型颈椎病，手部按摩效果欠佳。

【选穴】（图3-17，图3-18）

1）经穴和经外奇穴：列缺、后溪、内关、合谷、曲池（图1-16）、外关、三阳络、外劳宫（图1-16）等。

2）反射区：颈椎、颈项、大脑、肾、输尿管、膀胱、肺、肩、斜方肌、头颈淋巴结、胸椎、腰椎、骶骨、尾骨、甲状腺、甲状旁腺等。

3）反应点：落枕点、颈项点、后头点、脊柱点、痉挛刺激点等。

4）全息穴：颈肩穴、头穴、上肢穴等。

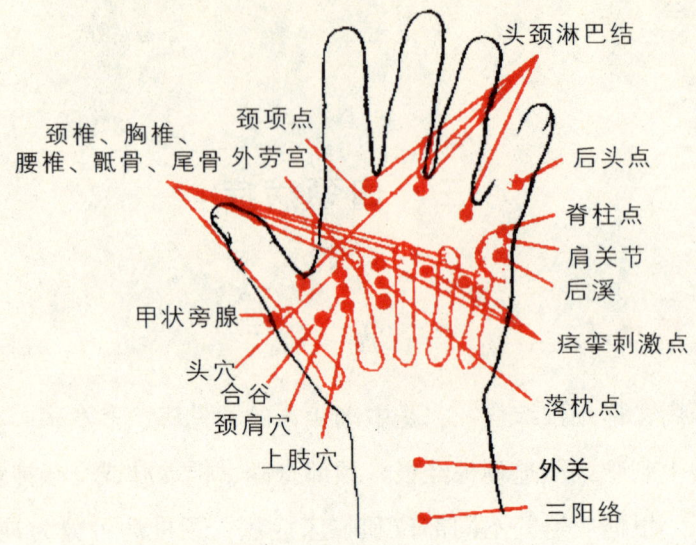

图 3-17 颈椎病的选穴（一）

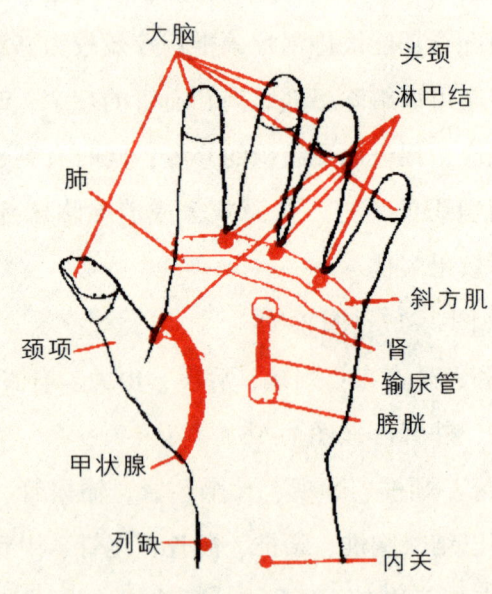

图 3-18 颈椎病的选穴（二）

【按摩方法】

1）按揉或拿捏列缺、后溪、合谷、曲池各100次。

2）点按颈椎、颈项、大脑、肾、输尿管、膀胱、肺、肩、斜方肌100～200次。

3）用力点揉或掐按上述反应点和全息穴各100～300次。

4）若有时间，可按内关、外关、三阳络、外劳宫、头颈淋巴结、臂部、胸椎、腰椎、骶椎、尾椎、甲状腺、甲状旁腺各50～100次。

在按摩上述穴位的同时，轻轻地、慢慢地向各个方向转动头部，幅度由小渐大，这样效果会更好。每天按摩2次，10天为1个疗程。

【注意事项】

①配合适当的颈部功能锻炼，如颈部的前屈、后伸、左前伸、右前伸及环转等运动，每天早晚各1次，每天10分钟。患者可自用双手拿捏颈肩部的肌肉，以消除酸痛和紧张。

②患者不宜低头工作过久，也要避免不正常的体位，如躺在床上看电视等，避免头顶或手持重物。

③睡枕不宜过高、过低、过硬，并注意局部保暖。

④颈椎牵引和颈托对颈椎病的治疗有一定帮助，可在医生指导下运用。

⑤反复落枕，即为颈椎病的先兆，故落枕的治疗与颈椎病的治疗大同小异。可选择颈项、颈椎、肩、斜方肌等反射区和上述经穴反复按压。在按压时，嘱咐患者转动颈项，这样效果会更好。每次20分钟，每天1～2次。注意睡眠的姿势和局部保暖。

2. 肩周炎

肩关节周围炎又称漏肩风、五十肩、冻结肩，简称肩周炎，是以肩关节疼痛和活动不便为主要症状的常见病症。本病的好发年龄在50岁左右，女性发病率略高于男性，多见于体力劳动者。如得不到有效的治疗，有可能严重影响肩关节的功能活动，妨碍日常生活。本病早期肩关节呈阵发性疼痛，常因天气变化及劳累而诱发，以后逐渐发展为持续性疼痛，并逐渐加重，昼轻夜重，夜不能寝，不能向患侧侧卧，肩关节向各个方向的主动和被动活动均受限。

【选穴】（图3-19，图3-20）

1）经穴：经渠、尺泽、少海、少府、曲泽、内关、合谷、手三里（图1-11）、后溪、中渚等。

2）反射区：肩关节、斜方肌、肾、输尿管、膀胱、肺、颈项、上臂、颈椎、胸椎、肝、脾等。

3）反应点：肩点、痉挛刺激点、后头点、颈项点等。

4）全息穴：颈肩穴、上肢穴。

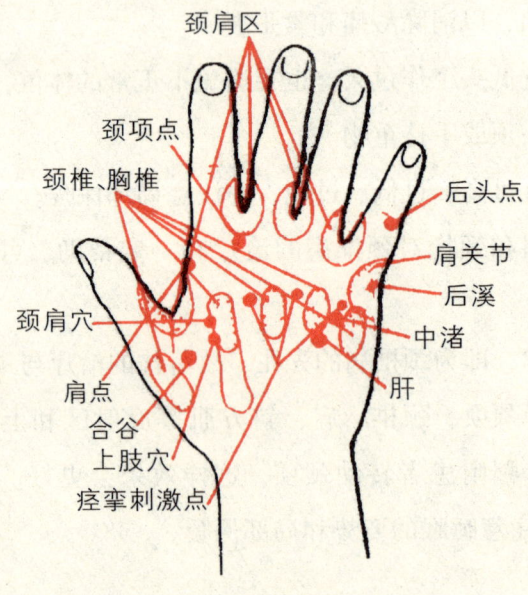

图3-19 肩周炎的选穴（一）

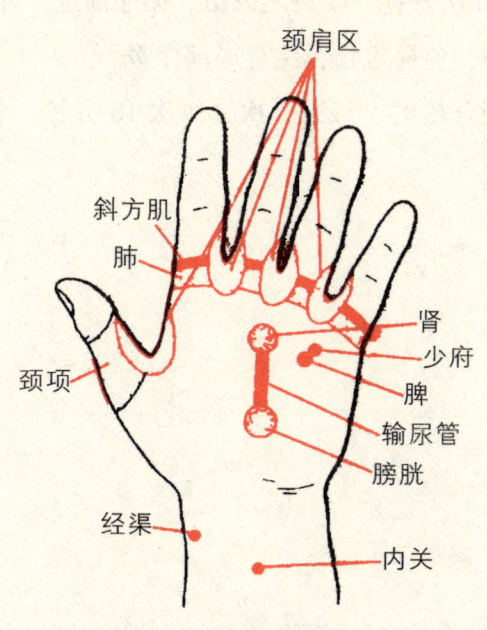

图 3-20 肩周炎的选穴（二）

【按摩方法】

1）推按上述反射区，每穴 100～200 次。

2）点按各反应点 200～300 次。

3）掐按各全息穴 300 次。

4）上述经穴分为两组，经渠、手三里、少海、少府、曲泽为一组，尺泽、内关、合谷、后溪、中渚为另一组，每次按摩一组，两组轮换使用。每穴按揉 30～50 次。

【注意事项】

①配合适当的功能锻炼，如爬墙活动。即双脚并拢，面对墙壁，用双手或单手沿墙壁缓缓向上爬动，使上臂尽量高举；然后缓缓下回原处，反复数次；体后拉手，即双手向后，用健侧手拉住患侧腕部，渐渐向上拉动，反复进行；另有甩手等肩关节的各项活动等。每天早晚各一

次，每次10～20次分钟。要持之以恒，循序渐进，幅度要由小渐大。

②治疗期间，免提重物，注意局部保暖。

③局部可配合热敷，每天一次，每次10分钟。水温不要过高，以免烫伤。

四、腰腿病症

1. 急性腰扭伤

急性腰扭伤俗称"闪腰",是腰部肌肉、韧带、筋膜、椎间小关节、腰骶关节的急性损伤,多为突然遭受间接外力所致,可出现腰痛剧烈,腰部活动受限,乃至卧床难起等一系列临床症状。患者腰部常有明显的压痛点,腰部及下肢的活动会导致疼痛加剧。发病部位多在腰骶、骶髂部及两侧骶棘肌。男性病人多见。急性腰扭伤若损伤严重或不及时治疗或处理不当,也可使症状长期存在,而演变成慢性腰痛。

按摩可以舒筋活络,活血止痛。

【选穴】(图3-21,图3-22)

1)经穴和经外奇穴:腰痛点、后溪、手三里、合谷等。

2)反射区:腰椎、骶骨、肾、输尿管、膀胱、肺、甲状旁腺、胸椎、尾骨等。

3)反应点:腰腿痛点、坐骨神经点、腰脊点、脊柱点、痉挛刺激点、止痛点等。

4)全息穴:腰腹穴、肾穴、脐周穴、生殖穴、腿穴等。

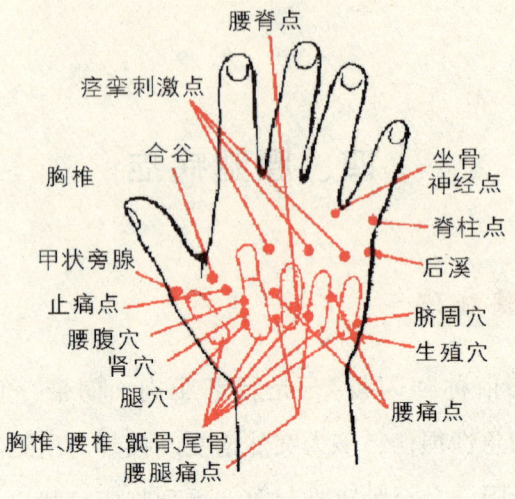

图 3-21 急性腰扭伤的选穴（一）

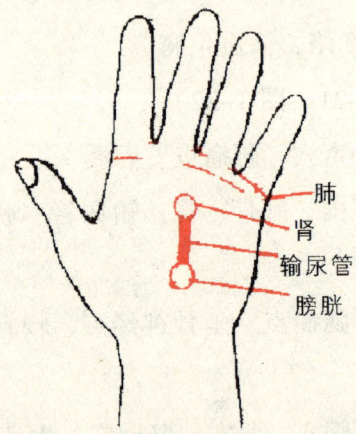

图 3-22 急性腰扭伤的选穴（二）

【按摩方法】

1) 点按腰痛点、后溪、手三里、合谷各 100~200 次。

2) 推按各反射区 100 次。

3) 点按各反射点 100~200 次。

4) 掐按各全息穴 300 次。

每天按摩 1~2 次，一般病人经过 3~5 天的治疗，症状就会大为减轻，此后，继续按摩 3~5 次，以巩固疗效。疼痛剧烈时，随时点按坐骨神经点、腰腿痛点等反应点，可缓解疼痛。

【注意事项】

①损伤 24 小时内，腰部禁忌热敷，以免局部出血加重。损伤 24 小时后，患部可做热敷，每天 1 次，每次 10 分钟。注意水温，以防烫伤。

②治疗期间，患者宜卧硬板床休息，3~4 天内尽量少活动腰部。

2. 慢性腰肌劳损

慢性腰肌劳损又称"功能性腰痛"或"腰背肌筋膜炎"等，主要是指腰骶部肌肉、筋膜等软组织慢性损伤。在慢性腰痛中，本病占的比例最大。此病多由急性腰扭伤后失治、误治，反复多次损伤；或由于劳动中长期维持某种不平衡体位，如长期从事弯腰工作；或由于习惯性姿势不良等引起。腰骶椎先天性畸形者，使腰骶部两侧活动不一致，更易导致腰骶部软组织的疲劳而引起腰痛。患者有长期腰痛史，反复发作。腰骶部一侧或两侧酸痛不舒，时轻时重，缠绵不愈。酸痛在劳累后加剧，休息后减轻，并与天气变化有关。急性发作时，各种症状均显著加重，腰部活动受限。

按摩对腰背部的软组织劳损有良好的治疗效果。手部按摩既可以补益肝肾、疏利筋骨、通络止痛，还能增强机体的免疫功能，促进本病的康复。

【选穴】（图 3-23，图 3-24）

1）经穴和经外奇穴：腰痛点、后溪、手三里、合谷等。

2）反射区：肾、肝、输尿管、膀胱、肺、腰椎、骶骨、各淋巴结反射区、腹腔神经丛、髋关节、膝关节等。

3）反应点：腰腿痛点、坐骨神经点、腰脊点、脊柱点、踝点、痉挛刺激点等。

4）全息穴：腰腹穴、肾穴、生殖穴、腿穴、足穴等。

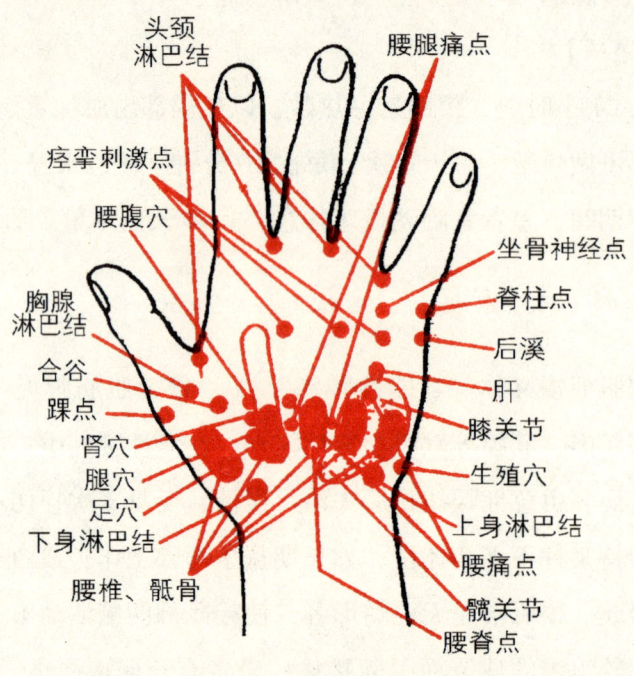

图 3-23　慢性腰肌劳损的选穴（一）

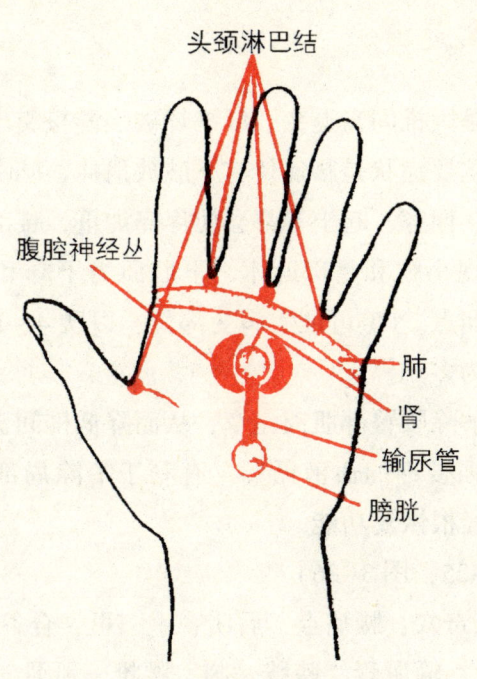

图 3-24 慢性腰肌劳损的选穴（二）

【按摩方法】

按揉或推按上述穴位各 100～200 次。

每天按摩 1 次，10 次为一个疗程。经过几个疗程的治疗，如症状明显减轻，可减少操作次数至一半量，但仍须坚持下去，以巩固疗效，并防止复发。

【注意事项】

①如遇腰痛急性发作，疼痛剧烈，可参照"急性腰扭伤"治疗。疼痛缓解后，再治以本法。

②患者在劳动中要注意尽可能变换姿势，纠正习惯性不良姿势。

③晚上宜睡硬板床，白天可以宽皮带束腰。

④患者还应加强腰肌锻炼，以增强腰肌力量，减少腰肌损伤。常用的腰肌锻炼方法有仰卧挺腹、俯卧鱼跃等，可早晚各做 5～10 次。

3. 腰椎间盘突出

腰椎间盘突出是因椎间盘退变、纤维环破裂髓核突出后压迫神经根而出现的综合征。主要症状是腰痛伴有下肢放射痛，咳嗽、喷嚏、用力排便、步行、弯腰、伸膝、起坐等都会使疼痛加重，腰部活动受限，脊柱侧弯，后期可出现小腿和足部麻木、下肢肌力下降和患肢温度降低等，腰部可找到压痛点。CT可证实病变部位，以腰4～5和腰5至骶1之间椎间盘突出最为多见。

按摩治疗可以解除腰臀部肌肉痉挛，从而降低椎间盘盘内压力，有利于减轻症状；加强腰部的血液循环，有利于消除局部水肿，松解粘连，促使损伤的神经根恢复功能。

【选穴】（图3-25，图3-26）

1) 经穴和经外奇穴：腰痛点、后溪、手三里、合谷等。

2) 反射区：肾、输尿管、膀胱、肺、腰椎、骶骨、髋关节、上身淋巴结、下身淋巴结、膝关节、肩关节等。

3) 反应点：腰腿痛点、坐骨神经点、腰脊点、脊柱点、踝点、痉挛刺激点、肾点、足跟痛点等。

4) 全息穴：腰腹穴、肾穴、生殖穴、腿穴、足穴等。

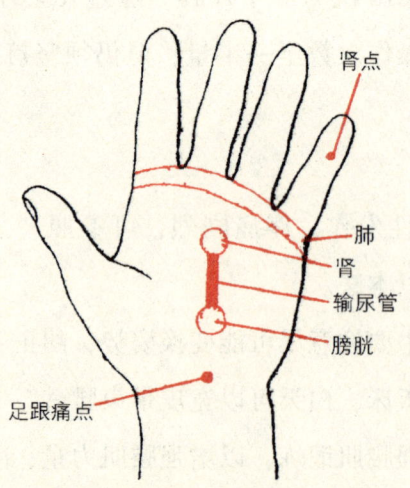

图3-25 腰椎间盘突出的选穴（一）

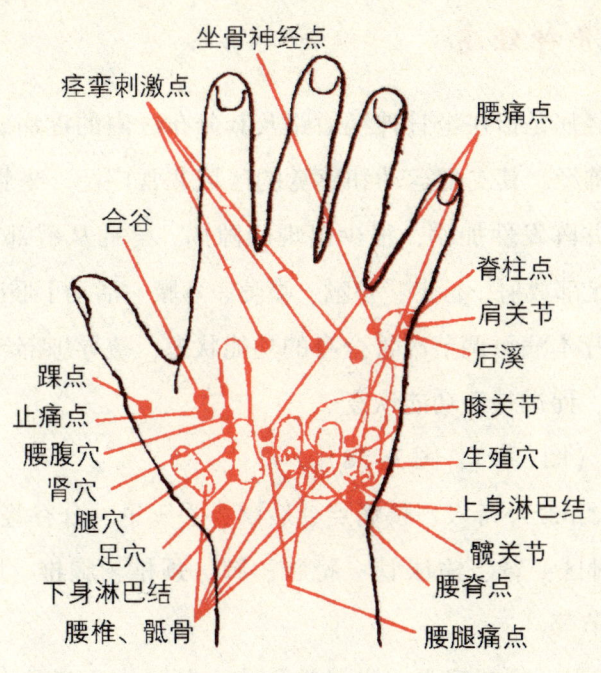

图 3-26 腰椎间盘突出的选穴（二）

【按摩方法】

推按或点揉或掐按上述选穴各 100～200 次。

每天按摩 1 次，30 次为一个疗程。一般病人 1～3 个疗程就可痊愈。

【注意事项】

①治疗期间患者要卧硬板床休息，注意腰部保暖。急性发作期间，要绝对卧床，最好大小便也不要下床。

②恢复期患者起床活动，可用护腰保护腰部。同时可开始锻炼炼腰肌，仰卧挺腹和俯卧鱼跃是最简单也最为有效的方法，每次各做 5～10 个，每天早晚各 1 次，持之以恒，终身受益。

③中央型腰椎间盘突出症，并有脊髓或马尾神经受压症状，如鞍区麻痹、大小便功能障碍等，不宜按摩治疗，应考虑手术或其他疗法。

4. 坐骨神经痛

坐骨神经痛是指在坐骨神经通路及其分布区内的疼痛。坐骨神经是全身最大的神经，其支配运动和感觉的区域非常广泛。坐骨神经痛多是持续性疼痛并阵发性加剧，很少出现间隙痛。疼痛从臀部沿大腿后面、小腿外侧向足部放射，行走、咳嗽、喷嚏、弯腰、活动下肢时疼痛加重。

按摩治疗本病可调节改善全身的功能状态，疏导患部经气，加强患部血液循环，促进神经功能恢复。

【选穴】（图3-27，图3-28）

1) 经穴和经外奇穴：腰痛点、后溪、手三里、合谷等。

2) 反射区：肾、输尿管、膀胱、肺、颈椎、胸椎、腰椎、骶骨、尾骨、膝关节等。

3) 反应点：腰腿痛点，坐骨神经点、腰脊点、脊柱点、踝点、痉挛刺激点、肾点、肾穴、生殖穴、腿穴、足穴等。

4) 全息穴：腰腹穴、肾穴、生殖穴、腿穴、足穴等。

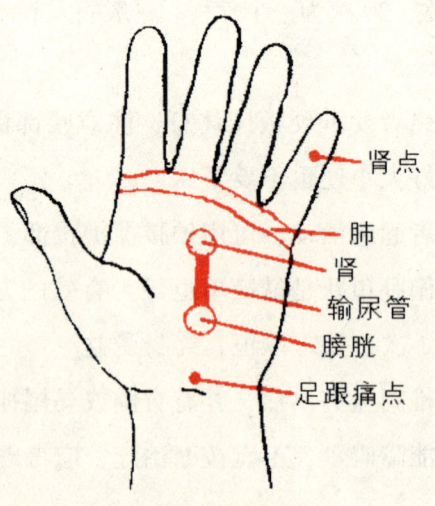

图3-27 坐骨神经痛的选穴（一）

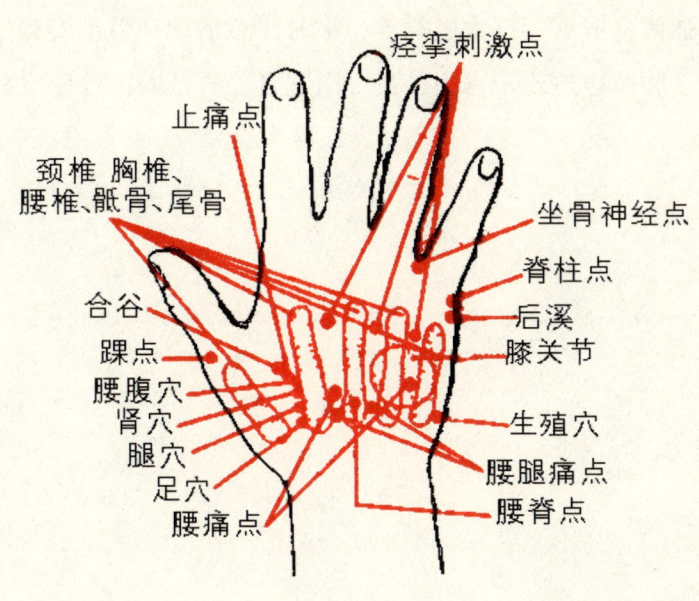

图 3-28 坐骨神经痛的选穴（二）

【按摩方法】

1）按揉腰痛点、后溪各 100 次，手三里、合谷各 30 次。

2）推按或点按肾、输尿管、膀胱、肺、坐骨神经各 100～200 次，其余反射区各 30 次。

3）点按上述反应点各 100 次。

4）掐按上述全息穴各 200 次。每天按摩 1 次，10 次为一个疗程。多数病人需治疗 3～4 个疗程。

【注意事项】

①配合患者按摩 10～20 分钟，每天 1 次，效果更好。

②本病发作期间，应睡硬板床，并以卧床休息为主，有助于缓解症状，但卧床时间不宜过久，一般不超过 3～4 周，当症状缓解时，可下床逐渐锻炼。

③患者应注意保暖防潮，避免感受风湿。

④加强体育锻炼、打太极拳等，平时注意活动和劳动姿势。

⑤由于肿瘤压迫或子宫附件炎等引起者，要及时治疗原发病。

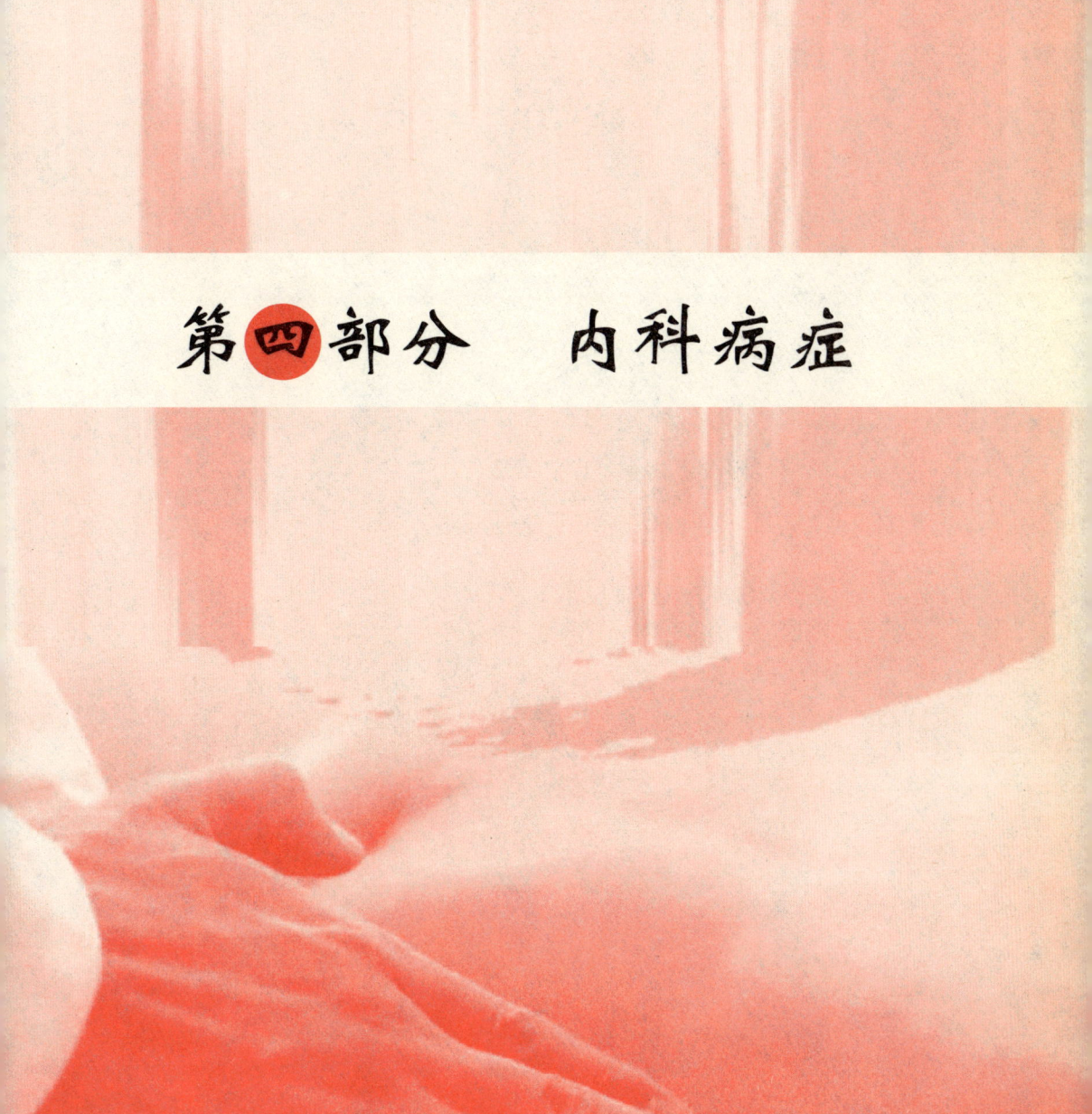

第四部分　内科病症

一、呼吸系统

1. 感冒

感冒,又称"伤风",是一种常见的外感性疾病,一年四季均可发病,以冬春季节更为多见。一般认为,感冒多因病毒或细菌感染上呼吸道所引起。临床症状先有鼻塞、流涕、咽痛、打喷嚏、怕冷,继发头痛、发热、咳嗽、全身酸痛等。

手部按摩对感冒有较好的疗效,按摩手部穴位不但能增强免疫功能,而且能增强机体的各项生理功能,使机体发挥其自身的抗病能力,抵抗病毒和细菌的感染,以达到治病的目的。这是单纯药物疗法所不能达到的。

【选穴】(图4-1,图4-2)

1)经穴:合谷、曲池、列缺、外关等。

2)反射区:肾、输尿管、膀胱、鼻、头颈淋巴结、肺与支气管、胸腺淋巴结、喉、脊柱等。

3)反应点:感冒点、退热点、颈项点等。

4)全息穴:头穴、心肺穴、颈肩穴。

【按摩方法】

1)拿捏或按揉上述经穴各30~50次。

2)推按肾、输尿管、膀胱和肺反射区各100次。

3)点按其他反射区各50次。

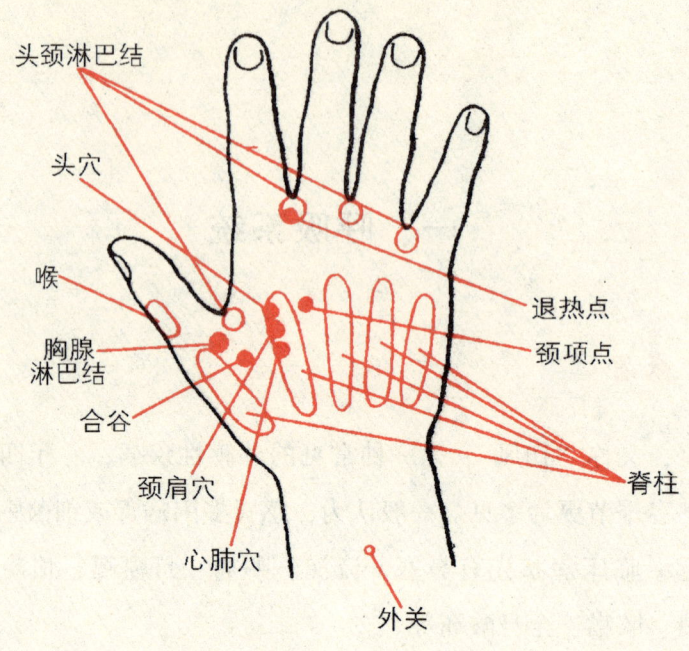

图 4-1 感冒的选穴（一）

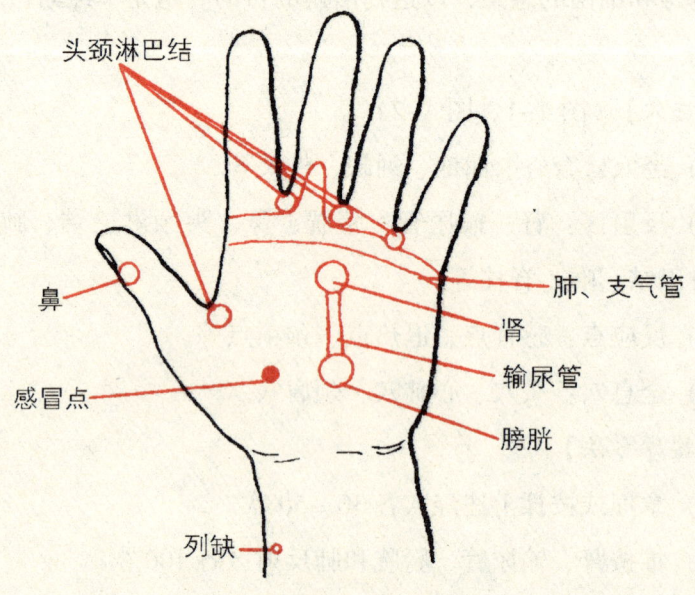

图 4-2 感冒的选穴（二）

4）点按感冒点、退热点各300次，按揉颈项点100次。

5）向掌心方向掐按或用按摩工具按揉各全息穴200~300次。

每天按摩2次，按摩后以出微汗，自觉舒适为宜，切勿发汗太过。

【注意事项】

①每次按摩后宜覆被保温，避免再感风寒。全身肌肉酸痛较甚者，配合全身各酸痛处按摩，可明显减轻症状。

②治疗期间应注意休息，多喝白开水。夏日可以藿香、佩兰泡茶饮用，以加强发汗解表的作用；冬季可煮生姜、大枣、红糖水，以助祛寒解表之功。

③饮食宜清淡，多吃瓜果蔬菜，勿食油腻辛辣之品。

④患者平时应常锻炼身体，增强抵抗能力。

2. 慢性支气管炎

慢性支气管炎是一种常见病、多发病。该病常为病毒感染，继之合并细菌感染。其主要临床表现为慢性或反复性咳嗽、咯痰，冬季加重，夏季缓解，持续两年以上。由于慢性支气管炎的影响，病人的体质减弱，免疫力逐渐下降，遇寒冷天气或天气变化，容易患感冒，而感冒又会诱发慢性支气管炎的急性发作，形成恶性循环。目前虽然不乏控制感染的药物，但由于患者免疫力低下和合并病毒感染，疗效虽有，却不够彻底。从中医学理论来看，慢性支气管炎主要与肺、脾、肾、肝等内脏功能失调有关，而风寒等外邪是导致慢性支气管炎急性发作或加重的因素之一。因此，慢性支气管炎的治疗应以增强患者体质，提高机体免疫力，调节各脏腑功能为主。

【选穴】（图4-3，图4-4）

1）经穴和经外奇穴：尺泽、孔最、太渊、鱼际、阴郄、曲池、中泉等。

2）反射区：肾、输尿管、膀胱、肺、胸腺淋巴结、扁桃体、上身淋巴结、下身淋巴结、甲状旁腺、心、肝、脾、胃、鼻等。

3）反应点：咳喘点、肺点、哮喘新点、胸痛点、大肠点、三焦点等。

4）全息穴：心肺穴、颈肩穴等。

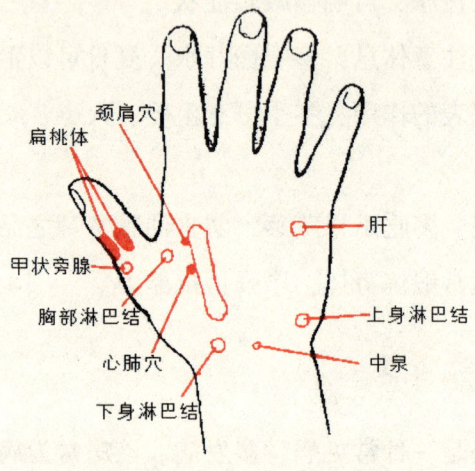

图4-3 慢性支气管炎的选穴（一）

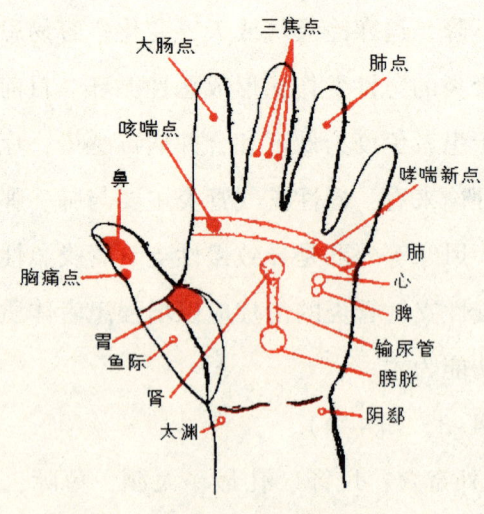

图4-4 慢性支气管炎的选穴（二）

【按摩方法】

1）按揉上述反射区和反应点各 100～200 次。

2）拿捏上述经穴和经外奇穴各 50 次。

3）掐按心肺穴、颈肩穴各 100 次。

或将上述选穴分为两组，经穴和经外奇穴、反应点为一组。反射区、全息穴为另一组，交替使用，每穴按揉 200 次。

每天按摩 2 次，早晚各 1 次，1 个月为一个疗程。症状平复后患者应坚持每天至少按摩 1 次。

【注意事项】

①长期运用手部按摩防治慢性支气管炎可显著改善症状，减少或减轻该病的发作。

②对于急性发作者，或合并哮喘，或合并明显的心肺病变，应以药物治疗为主，手部按摩为辅。

③患者应适当进行身体锻炼，如内养功、简化太极拳等都是比较适宜的方法。

④做到起居有常，饮食有节，寒温适宜，戒烟酒，清心寡欲。

⑤居处要安静整洁，空气清新，勿处潮湿阴暗之所。

3. 慢性咽炎

慢性咽炎是指咽部黏膜的弥漫性炎症。常因急性咽炎反复发作，引起咽部黏膜经常充血，黏膜下淋巴组织增生，治疗不当或根治不彻底而成慢性咽炎。此外，慢性鼻炎、鼻窦炎的患者，常因脓性分泌物刺激咽部，长期过量喝酒吸烟，粉尘、化学气体刺激咽部，发音过度以及上呼吸道感染均可导致慢性咽炎。主要症状有咽部疼痛，咽部干燥发痒、灼热、异物感，声音粗糙嘶哑或失音，咽部黏膜充血、增厚，咳吐黏痰等。

中医学认为慢性咽炎多属肺肾阴虚，气滞血瘀，治疗应以养阴清肺、滋阴降火、行气活血为主。手部按摩可较好地协调五脏六腑的功能，改善咽部的血液循环，消炎利咽止痛，增强咽部的抗病能力。

【选穴】（图4-5，图4-6）

1）经穴和经外奇穴：十宣、八邪、小骨空、尺泽、孔最、鱼际、少商、商阳、二间、少泽、液门、外关等。

2）反射区：肾、扁桃体、喉、输尿管、膀胱、肺、头颈淋巴结、鼻、上颌、下颌、口腔、心脏、肝、脾、胃等。

3）反应点：咽喉点、扁桃体点、后头点、肾点等。

4）全息穴：头穴、颈肩穴等。

【按摩方法】

1）掐按咽喉点、扁桃体点、后头点、肾点、头穴、颈肩穴各300次。

2）推按或点按上述反射区各100次。

3）每次按摩选取上述经穴和经外奇穴3～4个，每穴掐按30～50次。

每天按摩1次，10次为一个疗程。

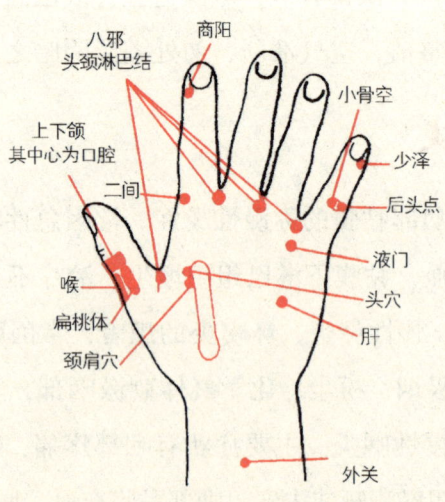

图4-5 慢性咽炎的选穴（一）

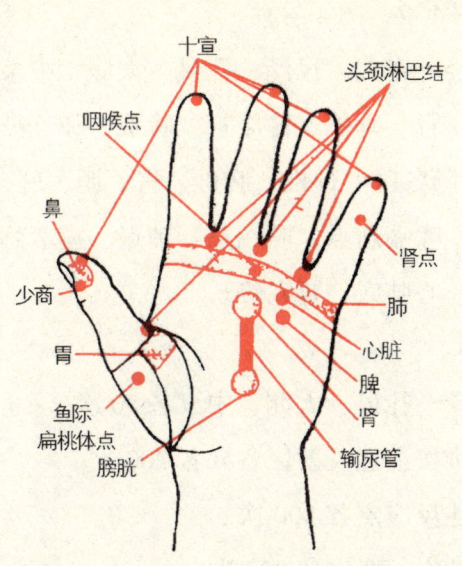

图 4-6 慢性咽炎的选穴（二）

【注意事项】

①患者忌食辛辣，应戒绝烟酒，保持大便通畅。

②起居要有规律性，选择太极拳等锻炼身体，增强体质，防止感冒。出门可戴口罩以避灰尘。

③可配合适当的药物治疗，如草珊瑚含片等，以提高疗效。

④急性咽炎也可参照上述方法治疗，可明显加强药物的治疗效果。

4. 哮喘

哮喘是一种以呼吸困难为主要症状的呼吸系统疾病，是由于遗传、过敏、大气污染、精神等因素互相交织在一起的变态反应性疾病。哮喘发作突然，多在半夜或清晨。季节的变更、天气的变化、湿度的增减、花粉烟尘的吸入、过度疲劳、饮食过量、情绪变化等为哮喘发作的常见诱因。

手部按摩是防治哮喘常用的辅助方法。对于慢性病人来说，要坚持比较长期的治疗，如能在季节变化之前给予预防性治疗，常能使发作减轻、减少或不出现急性发作。

【选穴】（图4-7，图4-8）

1）经穴和经外奇穴：尺泽、孔最、太渊、中泉等。

2）反射区：肾、垂体、输尿管、膀胱、肺、鼻、胸腔呼吸器官区、淋巴结各区、大肠各区、颈椎、胸椎、胃、胆、肝、脾等。

3）反应点：哮喘新点、咳喘点、肺点、痉挛刺激点等。

4）全息穴：心肺穴、肾穴等。

【按摩方法】

1）按揉尺泽、孔最、太渊、中泉各50次。

2）点按或推按上述反射区各穴各200次。

3）按揉上述反应点各300次。

4）掐按心肺穴、肾穴各300次。

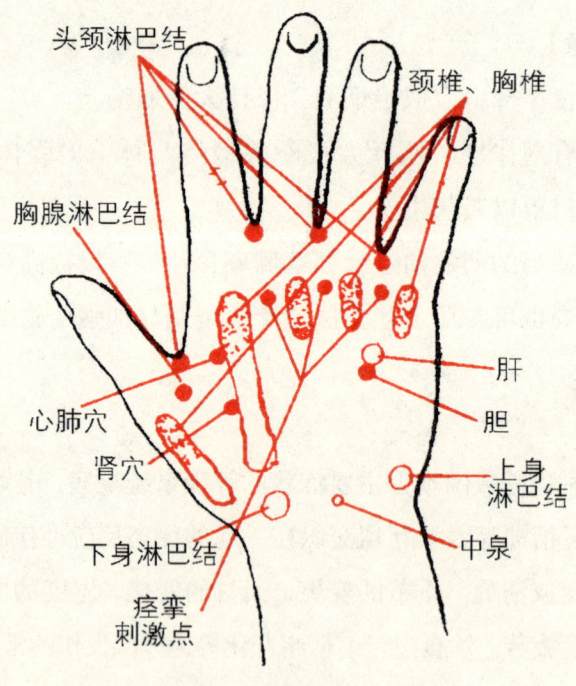

图4-7 哮喘的选穴（一）

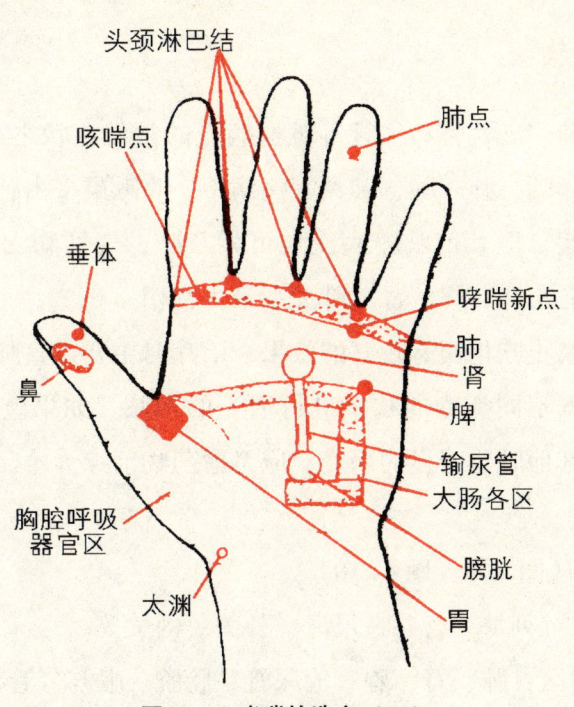

图 4-8 哮喘的选穴（二）

手部按摩每天 1 次，应坚持长期治疗。季节变化前更应加强，可早晚各 1 次。连续几年后，哮喘发作明显减少、减轻时，可逐渐减量至原操作次数的一半，或改为隔天 1 次。

【注意事项】

①如哮喘急性发作，以按压反应点和全息穴为主，直至哮喘平息；若症状危急，请速去附近医院救治。

②哮喘治疗应以药物为主，手部按摩为辅。

③患者应积极锻炼身体，改善体质，防止受凉及过度疲劳。

④有过敏性病史者，应积极查明过敏原，避免再次吸入、接触或食入。

⑤饮食一般宜清淡，忌食辛辣厚味，戒烟酒，对鱼、虾、螃蟹等易致过敏的"发物"应慎食。

5. 咳嗽

咳嗽是肺、支气管和气管等脏器病变的常见症状之一，常见于急、慢性气管炎哮喘、肺气肿、肺炎等疾病中。咳嗽虽多由肺、气管和支气管疾病所引起，但其他脏腑病变也可累及肺、气管和支气管而发生咳嗽。咳嗽一症与肺、脾、肾三脏关系最为密切。

手部按摩止咳化痰有较好的效果。治疗时主要以宣肺、健脾、补肾为主，并根据不同类型的咳嗽进行适当的加减。如果患者症状较为严重，并伴有其他脏器明显的病变，应考虑药物治疗为主，手部按摩可作为辅助疗法。

【选穴】（图4-9，图4-10）

1）经穴：列缺、合谷、尺泽、外关、内关等。

2）反射区：肺、肾、脾、输尿管、膀胱、喉与气管、胸腺淋巴结、上身淋巴结、肾上腺、胸腔呼吸器官区等。

3）反应点：咳喘点、肺点、肾点、脾点、三焦点、命门点、哮喘新点、胸痛点等。

4）全息穴：心肺穴、脾胃穴、肾穴等。

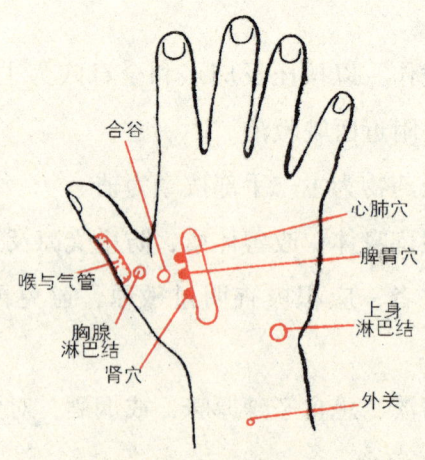

图4-9 咳嗽的选穴（一）

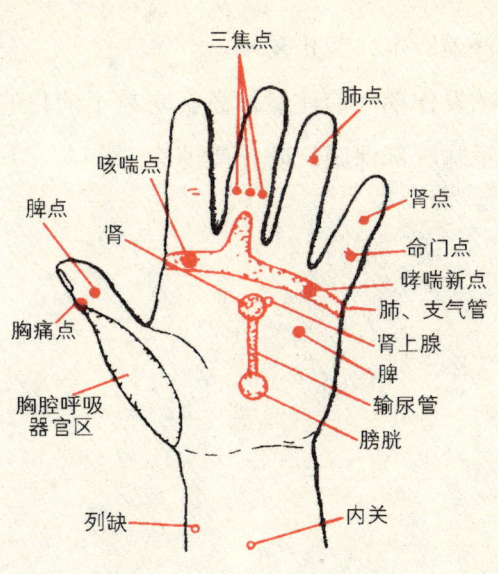

图 4-10 咳嗽的选穴（二）

【按摩方法】

1）点按上述反射区各穴各 200 次。

2）上述各反应点分为两组，前 4 穴为一组，后 4 穴为一组，每次按摩一组，每穴按揉 300 次，交替运用。

3）拿捏上述经穴各 50 次。

4）掐按上述全息穴各 300 次。

每天按摩 1～2 次，5 天为一个疗程。

【注意事项】

①感冒所致的咳嗽，按摩至咳嗽停止后，再按摩 2 周，以巩固疗效。

②慢性支气管炎、哮喘、肺气肿等肺系疾病和其他脏器所致的咳嗽，按摩作为辅助疗法要长期使用。

③咳嗽患者，四时起居要顺应气候，谨防受寒，调适饮食，戒绝烟酒，并适当参加体育锻炼，以增强体质，提高抗病能力。在慢性咳嗽缓

解期间，应注意补虚固本，防止复发。

④小儿在咳嗽发作期间应注意休息，吃易于消化的食物。在气候变化时，尤其要注意胸腹部保暖，防止受凉。

二、消化系统

1. 慢性胃炎

慢性胃炎是胃黏膜的慢性炎症。病因未明，可能由营养缺乏，长期服用刺激性食物，急性胃炎胃黏膜的遗患，口腔、鼻咽部慢性病灶的病菌或毒素被吞入胃内等因素引起。临床表现为起病缓慢，反复发作，上腹胀痛，食欲减退，恶心、呕吐、嗳气等。

手部按摩辅助治疗慢性胃炎有较好的疗效，可加强药物的治疗效果，明显改善症状。手部按摩具有疏肝理气，健脾和胃等功效。

【选穴】（图4-11，图4-12）

1）经穴和经外奇穴：内关、曲泽、间使、大陵、劳宫、合谷、下廉、曲池、中魁等。

2）反射区：胃、肝、脾、十二指肠、小肠、大肠、胃脾大肠区、肾、输尿管、膀胱、肺、胆囊、胰腺等。

3）反应点：胃肠痛点、脾点、肝点、大肠点、小肠点、三焦点、肾点等。

4）全息穴：脾胃穴、肝胆穴、十二指肠穴、腰腹穴、肾穴等。

【按摩方法】

1）按揉内关、下廉、合谷、中魁穴各100次。

2）推按胃、肝、脾、胃脾大肠区、肾、输尿管、膀胱、肺反射区各100～300次。

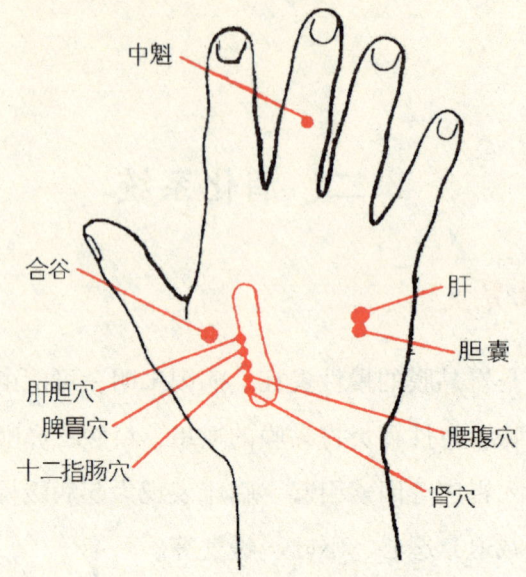

图 4-11　慢性胃炎的选穴（一）

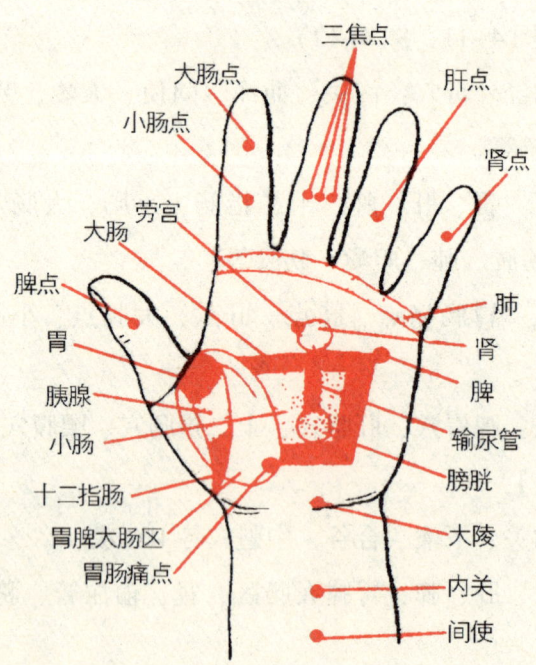

图 4-12　慢性胃炎的选穴（二）

3）按揉胃肠痛点、脾点、肝点、脾胃穴各 300 次。

其余选穴作为备用穴，可依类别选择 1~2 个配合使用，每穴按摩 50 次。

每天按摩 1 次，每 2 周为一个疗程。

【注意事项】

1）治疗宜少食多餐，进易消化无刺激性饮食，并戒绝烟酒。

2）胃酸低而胃内菌量大者可口服抗菌药物，如庆大霉素、黄连素、痢特灵等。胃酸高者应用制酸剂，如复方胃舒平、氢氧化铝凝胶等。胃酸缺乏或降低者给予稀盐酸或胃酶合剂。贫血者酌用维生素 B_2 及铁剂。上腹痛者可用颠茄片或阿托品。呕吐者给胃复安。

2. 胃下垂

是指因胃壁肌肉无力，使全胃部低于正常的解剖位置。本病多见于体型瘦长的人，常伴有其他内脏下垂，如肾下垂、子宫下垂等。多数病人有食欲不振、恶心、嗳气、胃痛（无规律性）、腹胀（进食后更明显，平卧后可减轻）等。病人可伴有全身乏力、心慌、腹泻或腹泻与便秘交替出现等。

中医认为本病主要由于脾胃不健，中气下陷所致。手部按摩以健脾和胃，益气举陷为原则。

【选穴】（图 4-13，图 4-14）

1）经穴和经外奇穴：曲池、间使、少府、中魁、中泉等。

2）反射区：胃、十二指肠、肾、输尿管、膀胱、肺、脾、腹腔神经丛、甲状腺、小肠、大肠各区等。

3）反应点：胃肠痛点、三焦点、脾点、肾点等。

4）全息穴：脾胃穴、腰腹穴等。

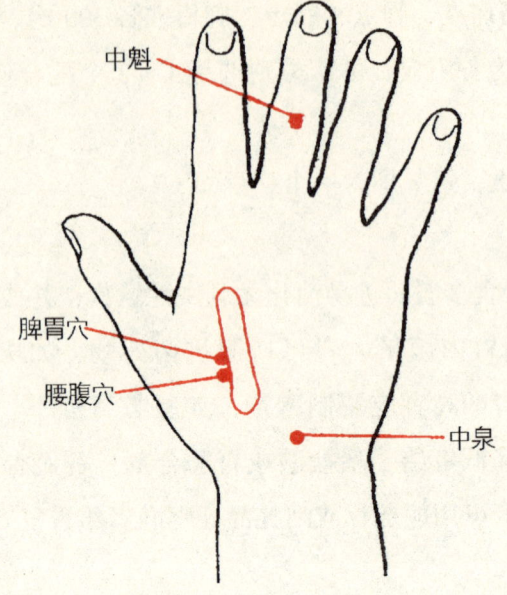

图 4-13 胃下垂的选穴（一）

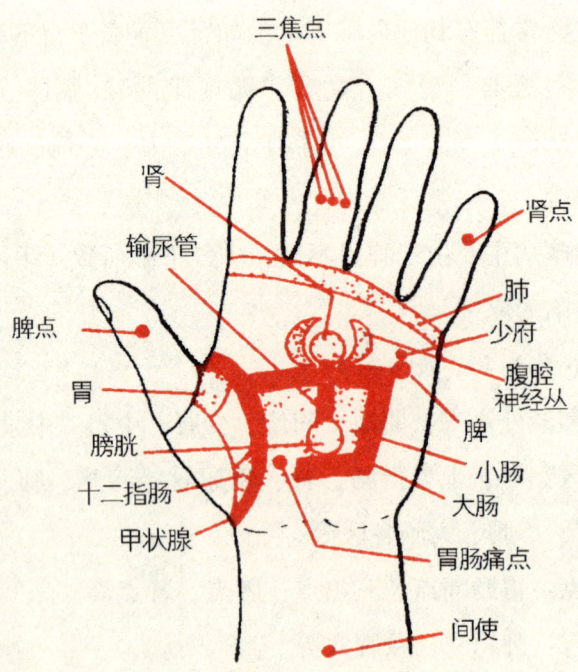

图 4-14 胃下垂的选穴（二）

【按摩方法】

1）推按或按揉少府、胃、十二指肠、肾、输尿管、膀胱、肺、脾、腹腔神经丛、胃肠痛点、脾点、脾胃穴各200~300次。

2）其余各穴50~100次。

每天按摩1次，1个月为一个疗程。持续几个疗程后，如症状明显改善，可改为隔天1次。长期坚持，有利无弊。

【注意事项】

①患者应加强营养，但不要暴饮暴食，宜少食多餐，少吃有刺激性、难于消化的食物。注意生活规律，饭后可作短时间平卧休息。

②加强腹肌锻炼，纠正不良体位。每天早晚各做10~20次的深呼吸是加强腹肌、改善胃下垂简便有效的方法。

③必要时用胃托进行辅助治疗。

④配合艾条悬灸足三里，每天1次，每次30分钟。

3. 腹泻

腹泻是一个常见的临床症状，腹泻超过两个月的称为慢性腹泻。慢性腹泻可由肠道炎症、肿瘤、用药不当、情绪波动及导致消化吸收障碍的一些疾病等因素引起。本症往往反复发作，久治不愈。轻者每日大便数次，重者可10余次。大便可为水样或糊状，有的病人可混有黏液或脓血。病人可伴有腹胀、腹痛、食欲不振等症状。

中医学认为腹泻主要病变在于脾胃与大小肠的功能失调。手部按摩治疗慢性腹泻应以健脾和胃，温肾壮阳，疏肝理气为主。

【选穴】（图4-15，图4-16）

1）经穴：尺泽、曲泽、手三里等。

2）反射区：肾、输尿管、膀胱、肺、脾、胃、小肠、大肠各区、十二指肠、肝、胆、上身淋巴结、下身淋巴结等。

3）反应点：腹泻点、大肠点、三焦点、胸痛点等。

4）全息穴：肾穴、腰腹穴、下腹穴、脾胃穴等。

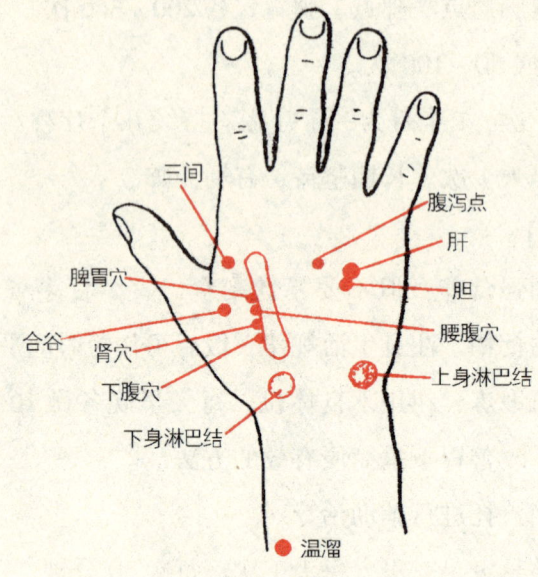

图 4-15　腹泻的选穴（二）

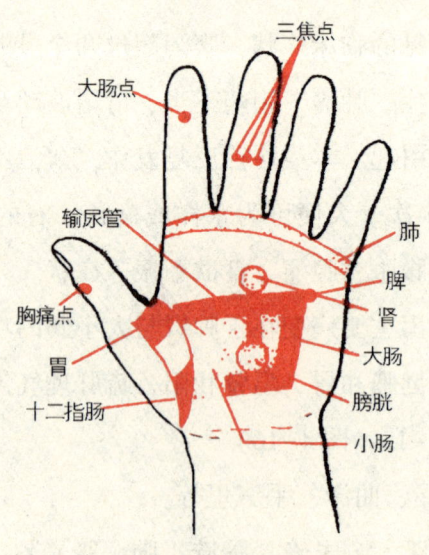

图 4-16　腹泻的选穴（二）

【按摩方法】

1）推按或点按上述反射区各 100~300 次。

2）按揉尺泽、曲泽、手三里各 50 次。

3）点按上述反应点各 100~200 次。

4）掐按上述全息穴各 300 次。

每天按摩 1~2 次，10 天为一个疗程。求治于手部按摩的病人，多属于中西医治疗效果不佳者，故手部按摩治疗往往需要持续 3~4 个疗程。大便完全成形后，仍需巩固 1~2 个疗程，然后改为隔天 1 次，操作次数减半，再坚持下去。

【注意事项】

①治疗的同时，要积极寻找病因，医治原发病，切勿惟手部按摩是务。

②腹泻期间忌食含淀粉（山芋之类）和脂肪过多的食物，忌一切生冷刺激与不易消化的食品。

③患者应注意保暖，不要过度疲劳，饮食生活要有规律性。

④患者每日早晚可以一手掌按逆时针方向摩揉腹部各 100 圈，多摩更好。

4. 便秘

便秘多数属于单纯性便秘，为肠道功能性紊乱。

中医认为，便秘与嗜食辛辣厚味、情志不畅、病后产后、年老体迈、气血不足等因素有关。此病常给患者带来很大的痛苦，严重时还影响工作和生活。

一般最容易有便意的是早饭以后。很多人由于饭后过分忙碌或精神紧张而抑制便意，由此而引起的便秘称为习惯性便秘，是便秘最多见的一种。患便秘的人易疲劳、乏力、失眠、颈肩僵硬等，女性易出现月经不调、粉刺、雀斑、皮肤粗糙等症状。

【选穴】（图4-17，图4-18）

1）经穴：支沟、劳宫、合谷等。

2）反射区：肾、输尿管、膀胱、肺、胃、小肠、大肠等。

3）反应点：大肠点、小肠点、脾点等。

4）全息穴：脾胃穴、十二指肠穴、腰腹穴、肾穴等。

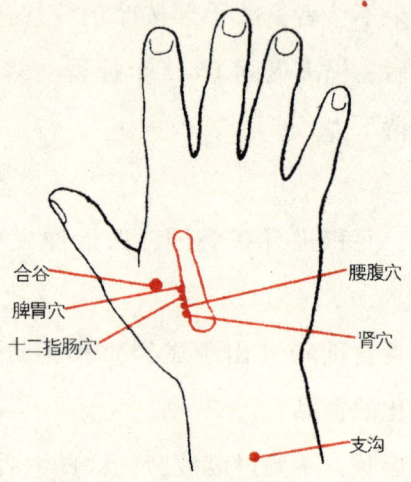

图4-17　便秘的选穴（一）

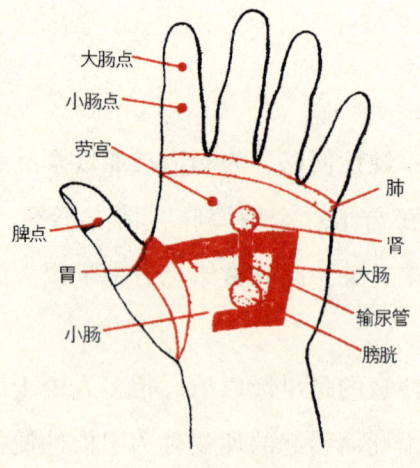

图4-18　便秘的选穴（二）

【按摩方法】

将上述穴位分为两组,每次使用一组穴位,隔日交替使用。依次按揉或推按上述所选穴位各 100~300 次。按揉或点压经穴以酸胀为宜,反射区以酸痛较好。

每天可早晚各做 1 次,恢复正常后,可在晚上睡觉前按摩 1 次以巩固疗效。

【注意事项】

①患者同时要多吃富含纤维生素的食品,特别要养成良好的大便习惯,定时排便。

②如果便秘是其他疾病的一个兼症,请去附近的医院积极治疗原发病,手部按摩可作为辅助方法。

5. 痔疮

便秘和妊娠是引起痔疮的常见原因。痔疮是一个常见病、多发病,俗话说:"十人九痔",其临床症状除痔核外,还有肛门肿痛、瘙痒、出血等。因此,本病的防治非常重要。

手部按摩预防痔疮有较好的疗效。治疗的主要原理是通过按摩一定的穴位,来促进患部血液循环,消肿散结;同时增进胃肠蠕动,避免便秘的发生。对年老体弱者还能促进新陈代谢,增强机体的免疫功能。

【选穴】(图 4-19,图 4-20)

1) 经穴和经外奇穴:孔最、二白等。

2) 反射区:直肠、肛门、胃、十二指肠、小肠、升结肠、横结肠、降结肠、肾、输尿管、膀胱、肺、脾、肾上腺、下身淋巴结等。

3) 反应点:大肠点、会阴点等。

4) 全息点:下腹穴。

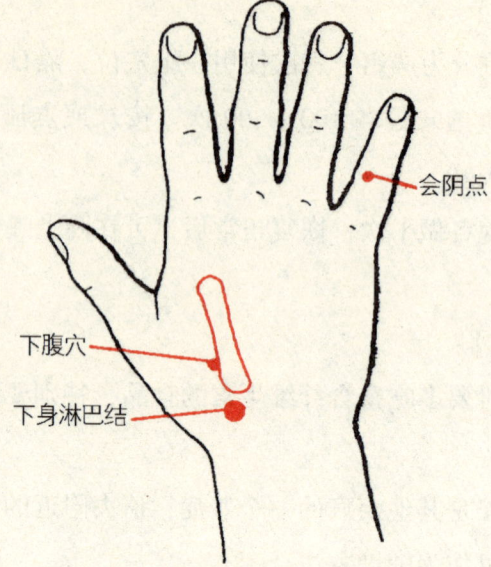

图 4-19 痔疮的选穴（一）

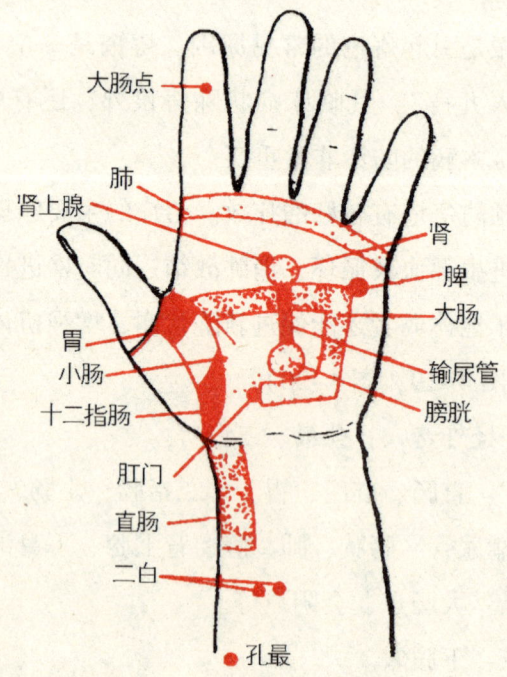

图 4-20 痔疮的选穴（二）

【按摩方法】

1）点按或拿捏孔最、二白、大肠点、会阴点、下腹穴各300次。

2）推按上述反身区各100次。

每天按摩1次，持续10次为一个疗程。

【注意事项】

①患者应少吃辛辣刺激食物。

②养成良好的大便习惯，如每天1次，防止便秘，保持肛门清洁。

③坚持每天进行收缩肛门锻炼，早晚各10次，对于防治痔疮极为有效。

6. 胆囊炎和胆石症

胆囊炎和胆石症是常见的胆囊疾病，两者常相互伴发，互为因果。其临床表现和治疗方法有许多相同处。症状主要是上腹部或右上腹持续性疼痛，严重时可有绞痛，同时伴有右上腹的闷胀不适、或有右肩胛区疼痛、泛酸、嗳气、恶心、呕吐、食欲不振等。其发病与细菌感染、进食油腻食物、精神过度紧张以及受寒冷刺激有关。

中医学认为胆囊炎和胆石症的发病主要与肝胆功能失调有关。

胆囊炎和胆石症虽然都可以用抗生素和消炎排石类药物治疗，但临床效果都不甚理想。近几年来，我们采用手部按摩结合药物或单纯应用手部按摩治疗了数十例胆囊和胆道疾病的病人，取得了较为满意的效果。对于那些结石不超过1.5厘米的患者，坚持手部按摩也有将结石排出者。

【选穴】（图4-21，图4-22）

1）经穴和经外奇穴：神门、少冲、少府、腕骨、外关、支沟、中泉、二白等。

2）反射区：肾、输尿管、膀胱、肺、胆、肝、胃、十二指肠、胸腺淋巴结、上身淋巴结、下身淋巴结、腹腔神经丛、胸椎等。

3）反应点：胸痛点、肝点、三焦点、偏头点等。

4）全息穴：肝胆穴。

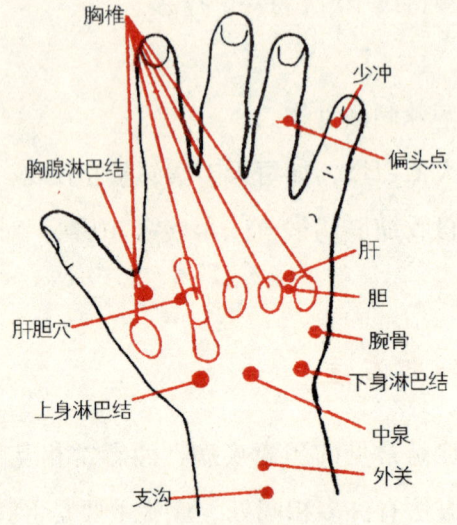

图 4-21 胆囊炎和胆石症的选穴（一）

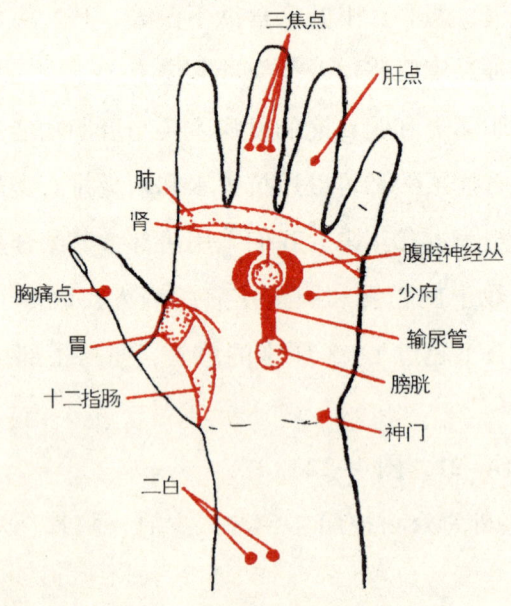

图 4-22 胆囊炎和胆石症的选穴（二）

【按摩方法】

1）点按少府、腕骨、支沟、中泉、二白各100~200次。

2）推按肾、输尿管、膀胱、肺、胆、肝、腹腔神经丛、胸椎各100次。

3）点揉胸痛点、肝点各300次，掐按肝胆穴300~500次。

4）其余各穴按揉30~50次。

每天按摩1次，10次为一个疗程。持续2~3个疗程后，如症状明显好转，可减少每穴的操作次数至一半量；症状完全消失后，可改为隔天1次，但仍需持续下去，以防复发。胆石症患者应持续按摩至结石排出为止，然后再以一半量操作10~20次以巩固疗效。

【注意事项】

①患者应起居有常，饮食有节，以清淡易消化的高碳水化合物、高维生素、低脂肪饮食为宜。多食绿叶蔬菜、豆类、水果及米面杂粮，忌食肥肉、油煎类食品、鱼、虾、蟹、辛辣之品。

②戒烟酒。

③患者可习练简化太极拳，避免过度疲劳，减少复发。

7. 慢性肝病

慢性肝炎和肝硬化是常见的慢性肝脏疾病。慢性肝炎是指由肝炎病毒所引起的肝脏慢性炎症性传染病，病程达6个月以上。其主要临床症状有食欲不振、全身疲乏无力、肝区或右上腹胀痛、时好时坏，排便习惯改变、腹胀、腹泻、低热、失眠、体力明显下降，可有肝掌及蜘蛛痣等。如治疗不及时或治疗不当，少数病人会发展为肝硬化。

肝硬化是一种常见的影响全身的慢性疾病，是由一种或多种致病因素长期或反复损害肝脏所致。

慢性肝炎和肝硬化属中医"黄疸"的范畴，应以药物等综合治疗为主。手部按摩配合使用护肝保肝，可较好地改善临床症状。

【选穴】（图4-23，图4-24）

1) 经穴和经外奇穴：少府、腕骨、外关、支沟、中泉、二白等。

2) 反射区：肾、输尿管、膀胱、肺、肝、胆、胃、十二指肠、胸椎、腹腔神经丛、甲状旁腺等。

3) 反应点：肝点、偏头点、胸痛点、三焦点等。

4) 全息穴：肝胆穴。

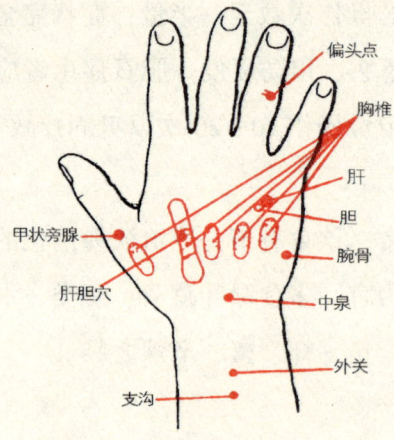

图4-23　慢性肝病的选穴（一）

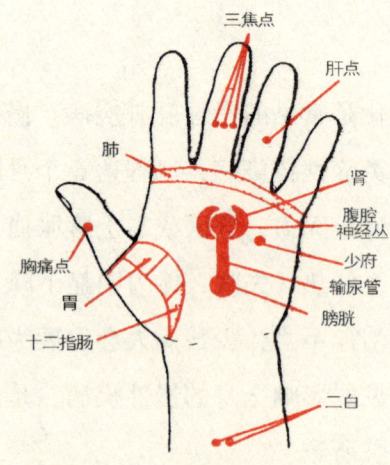

图4-24　慢性肝病的选穴（二）

【按摩方法】

1）点按肝胆穴、肝点、肝、胆、胸椎、少府、二白各300次。

2）其余各穴按揉或推按50~100次。

每天按摩1次，3个月为一个疗程。

由于上述两病是长期的慢性病症，故手部按摩应长期坚持，切勿间断。如果全身症状较为严重，可做全手按摩，并重点加按上述穴位。

【注意事项】

①手部按摩只是一个辅助方法，绝对不能停止药物治疗。

②患者要注意保持营养平衡。肝脏需要充分的营养，要注意摄取蛋白质、脂肪、淀粉这三种营养素，动物脂肪不宜摄入过多。如肝功能显著减退，应严格限制蛋白质摄入。应摄入丰富的维生素，维生素B族有防止脂肪肝及保护肝功能的作用；维生素C有促进代谢和解毒的作用；维生素E具有抗肝坏死的作用。忌食油腻、坚硬及生冷食物，有过敏现象者，忌食发物如虾、蟹等。

③要注意休息，减少体力劳动，避免劳累。

第四部分 内科病症

三、循环与泌尿系统

1. 高血压

　　高血压病是一种常见的慢性疾病，又称"原发性高血压病"，以动脉血压持续性增高为主要临床表现。一般认为，在安静休息时，血压如经常超过140/90毫米汞柱就是高血压。判定高血压以舒张压升高为主要依据。高血压也可作为某种疾病的一个临床症状，如泌尿系统疾病、心血管疾病、内分泌疾病、颅内疾病等发生的高血压，称为"症状性高血压"，也称为"继发性高血压"，须注意与高血压病区别。临床上有80%～90%的高血压是由高血压病引起的，它的主要临床症状除血压持续升高外，还有头痛、头晕、头胀、耳鸣、眼花、心慌、失眠等。本病晚期会影响心、脑、肾等器官，引起冠状动脉病变、高血压性心脏病、脑动脉硬化、中风和肾功能减退等疾病。高血压病并不可怕，可怕的是由此引起的并发症。近年来脑血管疾病和心血管病的发病率不断上升，其原因多为高血压病未能得到及时治疗所致。本病发病率较高，与年龄、职业、环境、肥胖、高盐饮食、嗜酒吸烟、精神因素、家族史有一定关系。

　　中医认为高血压病发病的原因主要是由于情志失调、饮食失节和内伤虚损导致肝肾功能失调所引起。病位在肝肾，以肾为本。因此，手部按摩防治本病以调补肝肾为主，平和阴阳为辅。

【选穴】（图4-25，图4-26）

1）经穴：合谷、曲池、内关、阴郄等。

2）反射区：肾、肝、输尿管、膀胱、肺、大脑、垂体、颈项、腹腔神经丛、心脏、甲状腺、血压区。

3）反应点：心点、肾点、命门点、偏头点等。

4）全息穴：头穴、颈肩穴、心肺穴、下腹穴、肝胆穴等。

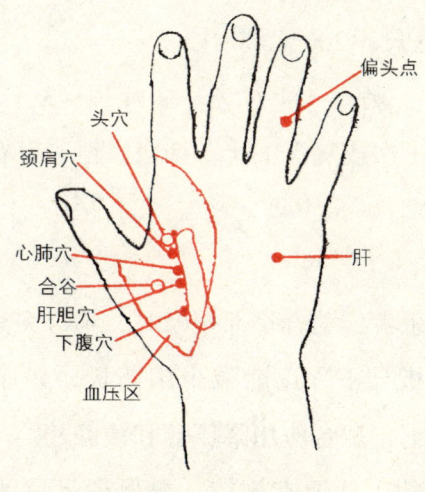

图4-25　高血压的选穴（一）

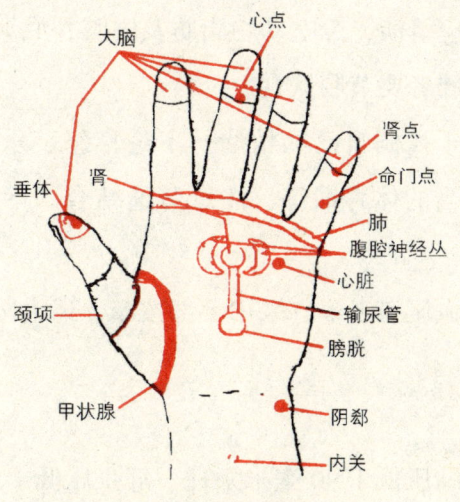

图4-26　高血压的选穴（二）

【按摩方法】

1）拿捏或按揉合谷、曲池、内关、阴郄各100次。

2）点按肾、肝、输尿管、膀胱、肺、腹腔神经丛、血压区各300次。

3）点按大脑、垂体、颈项、心脏、甲状腺各100次。

4）点揉上述反应点各300次。

5）掐按上述全息穴各200～300次。

每天按摩1～2次，持续3个月为一个疗程。3个月后如恢复正常，手部按摩可改为每天1次或隔天1次。持之以恒，可有效地防止高血压病的加重。

【注意事项】

①服用降压药的患者，结合手部按摩时，不可突然停药；可根据症状的好转，在医生的指导下，逐渐减少用药量。如症状明显，血压较高，应在医生的指导下，配合应用降压药和镇静药。

②高血压病患者的生活要有规律，要保证足够的睡眠。定期量血压，至少每周1次。

③患者饮食应清淡，少吃动物脂肪及内脏，戒烟酒。高血压病患者宜少盐饮食。肥胖者要节制饮食。

④患者要善于控制自己的情绪，不论喜怒哀乐，都要避免大起大落。经常参加适当的体育锻炼，注意劳逸结合。不要参加竞争性强的活动。

⑤继发性高血压患者不宜采用手部按摩，请去医院诊治。

2. 低血压

如果患者收缩压低于90毫米汞柱、舒张压低于60毫米汞柱，就可以诊断为低血压。低血压分急性和慢性两种，急性者多伴随晕厥、休克同时发生；慢性者多因体质消瘦、体位突然变化、内分泌功能紊乱、慢性消耗性疾病及营养不良、心血管疾病或居住高原地区等因素引起。大多数慢性患者没有自觉症状，仅少数患者有头昏、目眩、乏力等症状，夏季尤为明显。

中医认为慢性患者多为虚证，可由脾胃失健、肝肾不足、气血两虚等原因造成，均有血压低并伴有全身症状。

急性患者非手部按摩所宜。低血压的治疗要针对发病原因采取治本之法，本节仅就低血压提供一些手部按摩方法以调节、升压，作为低血压治疗的辅助方法。对发病原因的治疗，应去医院求治，切勿延误。

【选穴】（图4-27，图4-28）

1) 经穴：合谷、曲池、内关、中冲、十宣等。

2) 反射区：肾、输尿管、膀胱、肺、平衡器官、大脑、肾上腺、甲状腺等。

3) 反应点：升压点、急救点、心点、头顶点等。

4) 全息穴：头穴、心肺穴、生殖穴等。

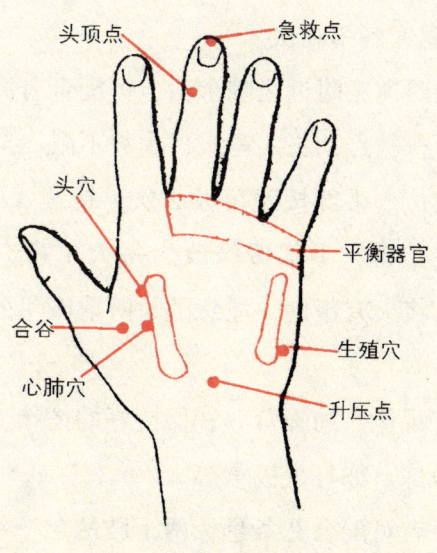

图4-27 低血压的选穴（一）

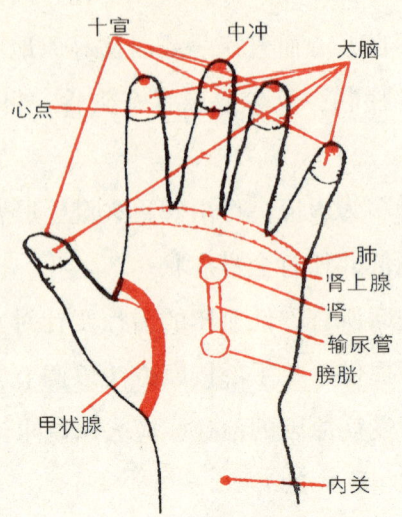

图4-28 低血压的选穴（二）

【按摩方法】

1）按揉或拿捏合谷、曲池、内关各100次。

2）点按或推按上述反射区各200~300次。

3）点按升压点、心点、头顶点各100~300次。

4）掐按上述全息穴各300次。

急性发作时，应时速去附近医院求治，可配合有力按点或指甲按中冲、十宣、升压点、急救点、头穴等穴，次数不限。至血压正常后，再依次按摩上述其他穴位。手部按摩每天2次，持续3个月为一个疗程。3个月后如基本恢复正常，手部按摩改为每天1次。坚持每天按摩1次，对低血压的治疗将大有帮助，注意随时听取医生的指导。

【注意事项】

①患者生活要有规律，加强营养，保持好的情绪，戒烟酒。

②进行适当的锻炼，如打太极拳等。

③如有条件，患者可配合艾条悬灸两下肢的足三里穴（穴在膝下3寸，胫骨前嵴旁开1寸），每天早晚各1次，每次30分钟。

3. 心脏病

心脏病是各种心脏疾病的总称，包括风湿性心脏病、先天性心脏病、高血压性心脏病、冠心病、心肌炎等。临床实践表明，手部按摩是防治心脏病有效的辅助方法。如风湿性心脏病患者出现心功能不全时，按摩手部穴位可以改善四肢末端的血液循环状态，加强心脏功能；肺源性心脏病出现严重水肿时，按摩基本反射区就可以利尿消肿，改善心功能；冠心病患者长期按摩手部穴位，有利于改善心肌的缺氧、缺血状态，减少或防止心绞痛、心肌梗死的发生。

必须指出，对于任何心脏疾病，手部按摩只是辅助方法。

【选穴】（图4-29，图4-30）

1) 经穴：内关、大陵、神门、少海、曲泽等。

2) 反射区：肾、输尿管、膀胱、心、甲状腺、胃、膈、胸腺淋巴结、胸腔呼吸器官区、胸椎、肩关节等。

3) 反应点：心点、胸痛点、心悸点等。

4) 全息穴：心肺穴等。

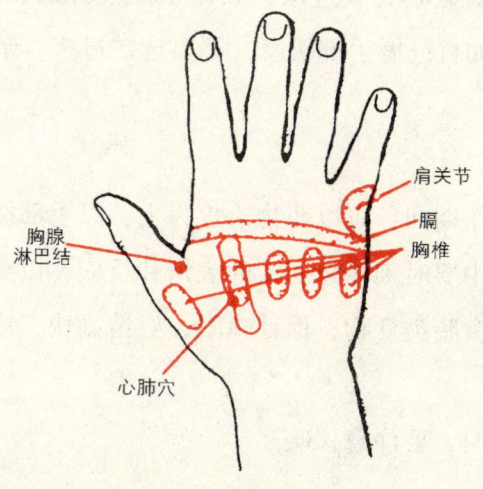

图4-29 心脏病的选穴（一）

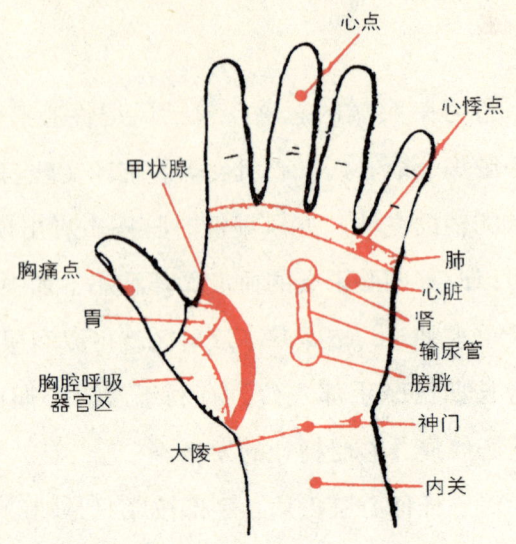

图 4-30 心脏病的选穴（二）

【按摩方法】

1）按揉或推按内关、大陵、肾、输尿管、膀胱、肺、胸腺淋巴结、胸腔呼吸器官区、胸椎、心点、胸痛点、心悸点、心肺穴各 200～300 次。

2）其余各穴 50～100 次。

心慌者而无明显心脏病迹象，只需重点按揉心反射区及内关穴即可。心脏病病人如自已做手部按摩，不要选穴过多。坚持每天按摩 1 次或隔天 1 次。

【注意事项】

①心脏病发作期间，应以药物治疗为主，以手部按摩为辅。

②治疗过程中要时刻注意病人的表情和反应，以免发生危险。

③患者应少食脂类食物，保证睡眠，心情愉快，戒烟酒，避免剧烈运动。

④气候变化时，要注意保暖。

4. 慢性肾炎

慢性肾炎是由急性肾炎转变而来，是一种常见的慢性肾脏疾病，以男性患者较多，病程持续一年以上，发病年龄大多在青壮年。慢性肾炎表现各异，有的无明显症状，有的有明显血尿、水肿、高血压，并有全身乏力、纳差腹胀、贫血等兼症。多数患者呈进行性加重，但有些患者的症状可部分或全部缓解，病程长达20～30年。若血压持续升高，可见头晕、头痛、胸闷、视力模糊等症。

本病属中医"水肿"范畴。从中医临床辨证来看，多以脾肾阳虚为主。故手部按摩以健脾补肾、利水消肿为主，通过刺激相应的穴位来增强排泄功能，促进水分、代谢产物和有毒物质的排出，并增强免疫系统的作用。

【选穴】（图4-31，图4-32）

1）经穴：曲池、合谷、神门、内关等。

2）反射区：肾、输尿管、膀胱、肺、脾、胃、小肠、甲状腺、甲状旁腺、生殖腺、大脑、垂体、腹腔神经丛、胸腺淋巴结、上身淋巴结、下身淋巴结、血压区等。

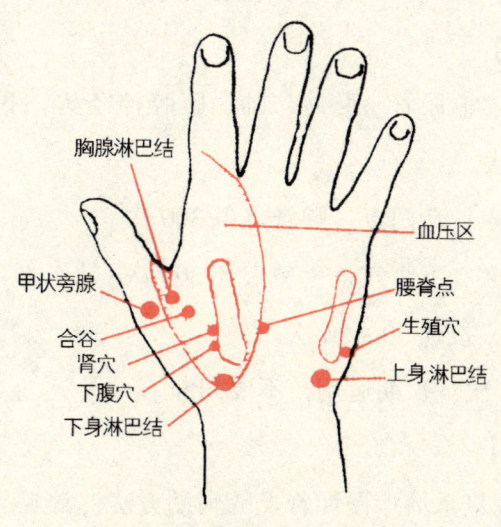

图4-31 慢性肾炎的选穴（一）

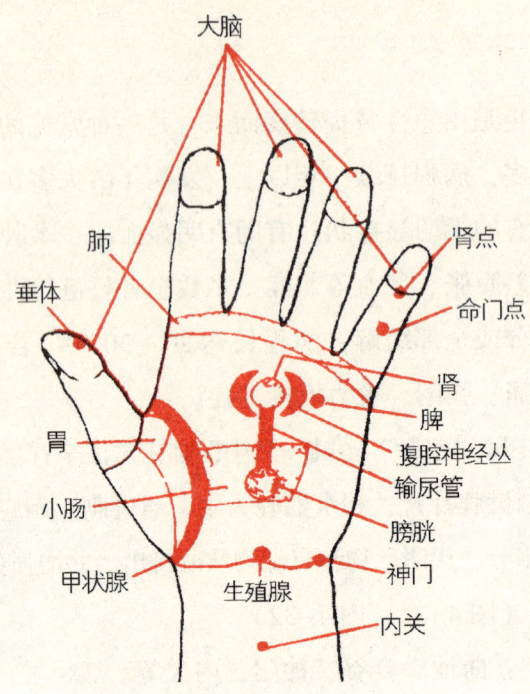

图4-32 慢性肾炎的选穴（二）

3）反应点：肾点、命门点、腰脊点等。

4）全息穴：肾穴、下腹穴、生殖穴等。

【按摩方法】

1）推按肾、输尿管、膀胱、肺、腹腔神经丛、下身淋巴结、血压区各100～300次。

2）点按肾点、命门点、腰脊点各300次。

3）掐按肾穴、下腹穴、生殖穴各300次。

4）其余各穴按揉30～50次。

每天按摩1次，长期运用，不要间断。

【注意事项】

①手部按摩只是治疗慢性肾炎的辅助方法，常规治疗应以药物等综合疗法为主。

②患者生活要有规律，不要过度疲劳，保证充足睡眠，精神愉快，避免风寒，避免房事，戒绝烟酒。

③饮食应富于营养，谷类宜吃赤豆粥、薏苡仁粥等；肉类可食牛肉、瘦猪肉、鲤鱼、鲫鱼等；蔬菜宜吃冬瓜、葫芦、荸荠等。忌食过量盐及油脂、肥肉和海腥、咸寒食物。

5. 尿石症

尿石症是泌尿系统各部位结石病的总称，是泌尿系统的常见病。根据结石所在部位的不同，分为肾结石、输尿管结石、膀胱结石、尿道结石。本病的形成与环境因素、全身性病变及泌尿系统疾病有密切关系。其典型临床表现可见腰腹绞痛、血尿，或伴有尿频、尿急、尿痛等泌尿系统梗阻和感染的症状。

手部按摩治疗尿石症具有一定的排石作用，但排石效果除与手部按摩的手法、取穴、治疗时间和疗程长短有关外，还取决于结石的位置、大小和形态。一般结石位于输尿管中下段较输尿管上段及肾盂内容易排出；结石小于1厘米者较易排出，1厘米以上者则难排出；光滑的结石较易排出，而棱形者排出困难，结石久而粘连者不易排出。手部按摩可使输尿管蠕动加强，排空加快，从而有利于结石的排出。

【选穴】（图4-33，图4-34）

1）经穴和经外奇穴：合谷、曲池、尺泽、二白等。

2）反射区：肾、输尿管、膀胱、尿道、肺、肝、胆、甲状腺、甲状旁腺、胸椎、腰椎、胸腺淋巴结、上身淋巴结、下身淋巴结等。

3）反应点：肾点、三焦点、脊柱点、腰脊点等。

4）全息穴：肾穴、下腹穴、生殖穴等。

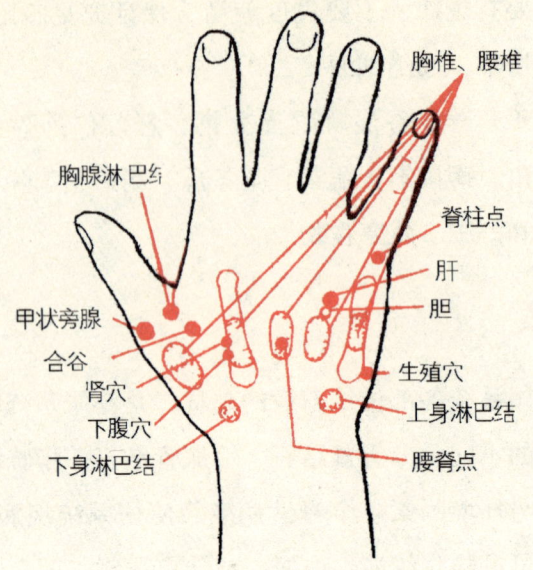

图 4-33 尿石症的选穴（一）

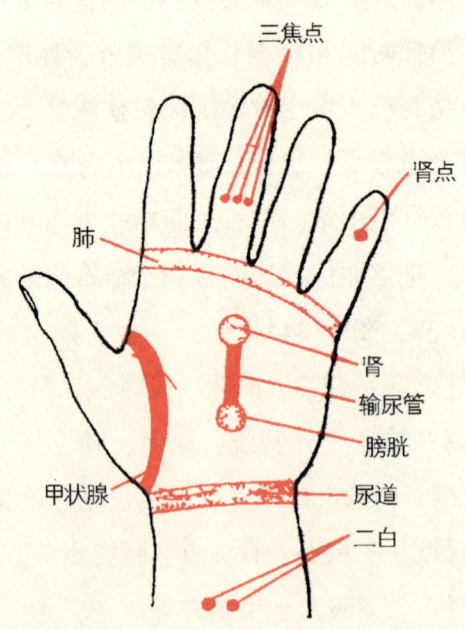

图 4-34 尿石症的选穴（二）

【按摩方法】

1）推按肾、输尿管、膀胱、尿道、肺各 300 次。

2）点按肾点、三焦点、脊柱点、腰脊点各 100~300 次。

3）掐按肾穴、下腹穴、生殖穴各 300 次。

4）其余各穴 50~100 次。

每天早晚各按摩 1 次，10 天为一个疗程。

【注意事项】

①除规定时间治疗外，最好能趁疼痛发作时治疗，尤其绞痛时因势利导，排石的机会最多；而治疗后不时疼痛，常为排石迹象。

②对于输尿管上段以上的结石，或结石直径在 1 厘米以上者，手部按摩疗效较差，应考虑其他方法治疗。

③即使适合手部按摩者，如绞痛不止，或血尿不止，也应及时去医院治疗，切勿延误。

④结石病人宜多饮水，保持每日尿量在 2000 毫升左右，多吃水果蔬菜。

⑤要多做一些较为剧烈的运动，如跳绳、跑步、登山以及打球等以跳跃为主的活动，可促使结石下移，从而有利于结石的排出。

四、内分泌系统

1. 肥胖症

肥胖症指体内脂肪沉积过多,体重超过标准体重的10%。人体标准体重的计算公式是:

身高(厘米)-100(女性应减105)= 人体标准体重(千克)

肥胖症可始于任何年龄,但以40~50岁女性多见。目前医学界认为引起肥胖的原因大致有两类:一类是病理性致肥,主要是因为内分泌失调,体内脂肪代谢障碍,脂肪积而不"化";另一类是生理性致肥,主要是因为饮食失控,营养摄入失衡,致使体内脂肪过量堆积。

手部按摩有较好的减肥效果,而且不会产生副作用。对于内分泌失调引起的肥胖症,手部按摩重在调节内分泌功能,从而调节体内的脂肪代谢;对于因摄食过多引起的肥胖症,手部按摩重在调节胃肠道的功能,减少食物的摄入,从而减少脂肪的堆积。

【选穴】(图4-35,图4-36)

1)经穴:曲池、合谷、后溪、内关、神门、间使、郄门等。

2)反射区:肾、输尿管、膀胱、肺、甲状腺、垂体、生殖腺、胃、十二指肠、小肠等。

3)反应点:脾点、三焦点、肝点、腹泻点等。

4)全息穴:肝胆穴、脾胃穴、腰腹穴等。

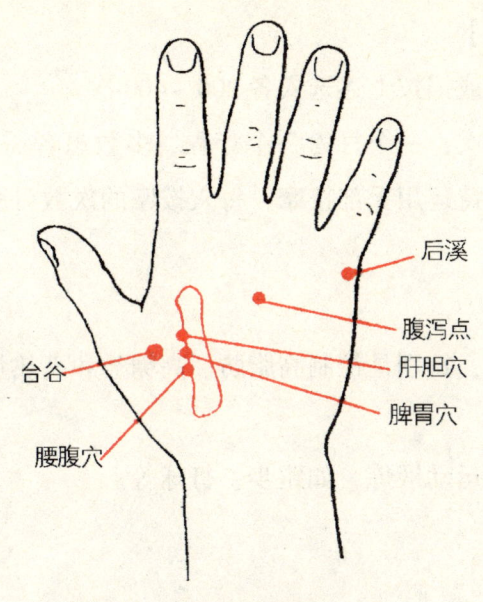

图 4-35 肥胖症的选穴（一）

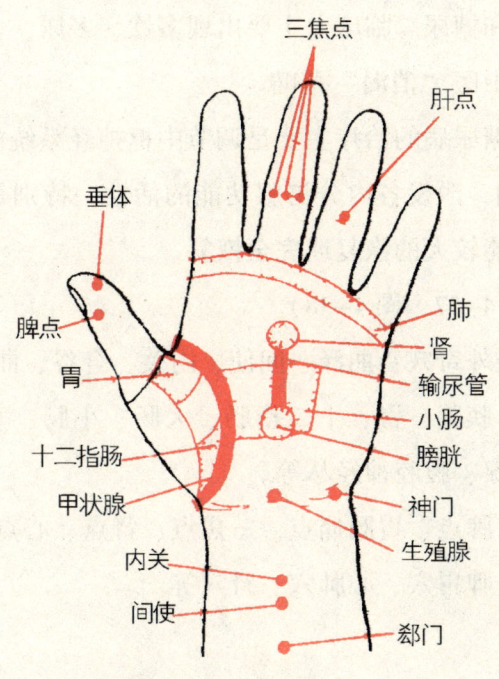

图 4-36 肥胖症的选穴（二）

【按摩方法】

点按、推按或掐按上述选穴各 200～400 次。

每天按摩 1 次，一个月为一个疗程，多数患者需 3～4 个疗程。取得疗效者，应坚持运用手部按摩，每穴按摩的次数可减半，或改为隔天 1 次。

【注意事项】

①控制饮食，特别是控制高脂肪、高糖类和高热量饮食，多吃含维生素的食品。

②适当加强运动锻炼，如跑步、打球等。

2. 糖尿病

糖尿病是一种有遗传倾向的、内分泌失常的慢性代谢性疾病。主要表现为血糖升高和糖尿。临床上主要出现多饮、多尿、多食和体重减轻的症状。本病属中医"消渴"范畴。

手部按摩对糖尿病的治疗主要是调节中枢神经系统的功能，通过神经-体液调节机制，激发各内分泌腺功能的活性，特别是胰岛功能的活性，使其分泌功能较大的恢复或完全恢复。

【选穴】（图 4-37，图 4-38）

1）经穴和经外奇穴：曲泽、间使、内关、合谷、曲池、中泉等。

2）反射区：胰腺、胃、十二指肠、大肠、小肠、垂体、肾、输尿管、膀胱、甲状腺、腹腔神经丛等。

3）反应点：脾点、胃肠痛点、三焦点、肾点、心点等。

4）全息穴：脾胃穴、心肺穴、肾穴等。

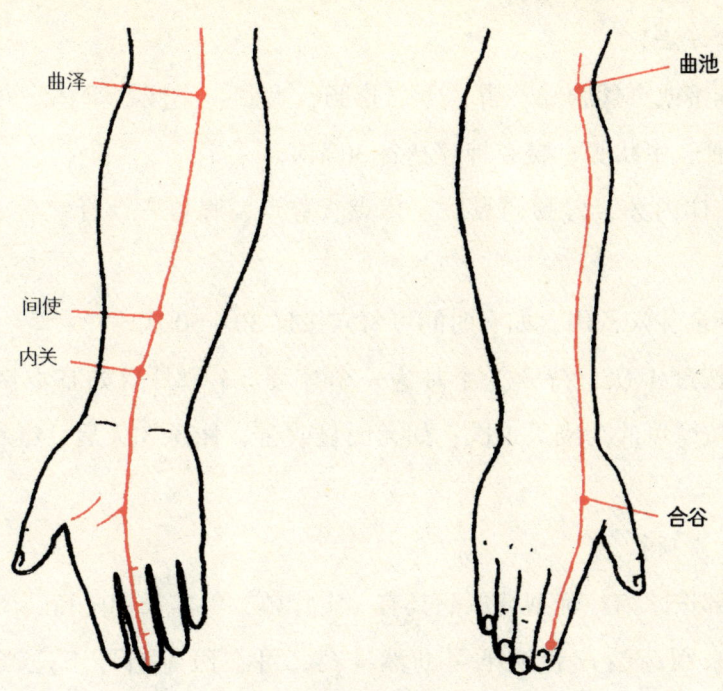

图 4-37 糖尿病的选穴（一）

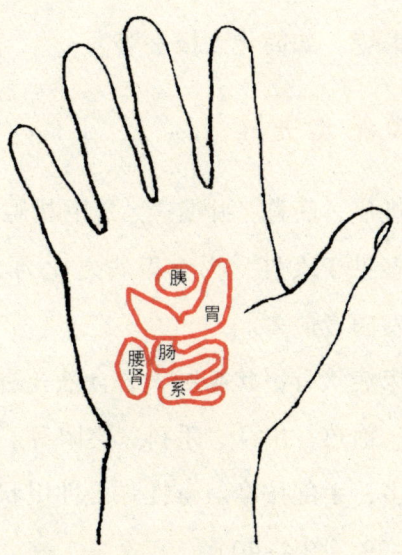

图 4-38 糖尿病的选穴（二）

【按摩方法】

1）推按或点揉胰腺、胃、十二指肠、大肠、小肠、垂体、肾、输尿管、膀胱、甲状腺、腹腔神经丛各300次。

2）按揉内关、胃肠痛点、三焦点、肾点、脾胃穴、肾穴各100~300次。

3）其余各穴备用，如有时间可每穴按揉30~50次。

每天按摩1次，持续3个月为一个疗程。3个月后如基本恢复正常，手部按摩可改为隔天1次；如无明显改善，休息3天后，继续第2个疗程。

【注意事项】

①手部按摩治疗轻型糖尿病具有一定疗效，但需长期坚持。

②原来用药治疗者绝不可断然停药，可在医生指导下适当减少药量。

③糖尿病患者应控制饮食，少食含糖食品，多食动物胰脏。

④积极治疗并发症。

⑤进行适量的锻炼，如简化太极拳等。

3. 甲状腺功能亢进症

甲状腺功能亢进症，简称"甲亢"，是甲状腺过多地分泌甲状腺激素而引起的。本病多见于女性，男女得病之比为1：4，各种年龄均可发病，但以中青年发病者最多。

甲亢的主要临床症状有甲状腺肿大、食欲亢进、体重减轻、心动过速、情绪容易激动、怕热、出汗、手抖、突眼等。

甲亢的种类很多，手部按摩对毒性弥漫性甲状腺肿的疗效较好。

【选穴】（图4-39，图4-40）

1）经穴：合谷、神门、间使、内关、通里等。

2）反射区：甲状腺、甲状旁腺、肾、输尿管、膀胱、肺、垂体、生殖腺、各淋巴结区、胃、肝、眼等。

3）反应点：心点、肾点、命门点、三焦点等。

4）全息穴：颈肩穴、心肺穴、肾穴。

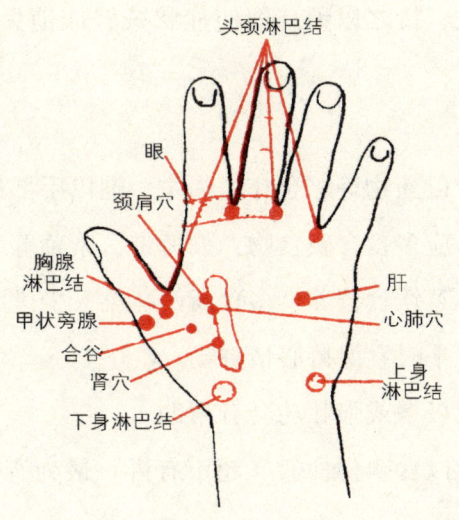

图 4-39　甲状腺功能亢进症的选穴（一）

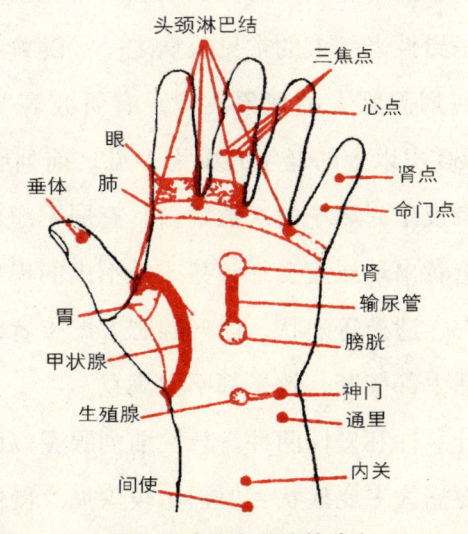

图 4-40　甲状腺功能亢进症的选穴（二）

【按摩方法】

1) 按揉合谷、内关各 100～300 次。

2) 推按甲状腺、甲状旁腺、肾、输尿管、膀胱、肺各 300 次。

3) 其余各穴按揉 50～100 次。

每天按摩 1 次，持之以恒。即使症状减轻或消失，仍应继续下去，以免加重或复发。

【注意事项】

①甲亢治疗应以药物等综合疗法为主，辅以手部按摩效果会更好。

②甲亢患者，应多食含碘食物，如海带、紫菜等海产品，尤其在妊娠期和哺乳期。注意饮食营养，多食新鲜蔬菜，少进肥腻、辛辣之品。

③戒绝烟酒，平时宜保持心情舒畅。

④习练简化太极拳或强壮功会有帮助。

⑤预防方法，以食碘化食盐（超市有售）最为有效而方便。

4. 前列腺疾病

前列腺肥大和前列腺炎是男性前列腺的常见疾病。前列腺肥大或称前列腺增生，是男性老年人的常见疾病之一。随着年龄的增加，男人们或多或少都有前列腺肥大的现象发生。有研究表明，前列腺增生始于 40 岁以后，但 60 岁以上的老年人更为多见。前列腺肥大的主要症状有排尿困难，轻者夜里起床小便次数增多，有尿不净或尿完后还有少量排出的现象；严重者出现尿流变细，甚或排不出的现象；同时常伴有腰酸腰痛、四肢无力、遗精等症状。前列腺肥大严重者必须手术摘除，一般保守疗法，包括手部按摩，效果都不太满意。

前列腺炎分急性和慢性两种。急性前列腺炎以膀胱刺激症状和终末血尿、会阴部疼痛为主要症状，但临床较少见。慢性前列腺炎以排尿延迟、尿后滴尿，或滴出白色前列腺液，或引起遗精、阳痿、早泄等症状。慢性前列腺炎患者占男科门诊的 30%～50%，其中 20～40 岁的患者占 50%～80%。

手部按摩可以激发和增强前列腺功能，同时加强泌尿系统的排尿作用，从而使其功能恢复正常。

【选穴】（图 4-41，图 4-42）

1）经穴：神门、通里、内关、间使、外关、合谷、曲池等。

2）反射区：前列腺、肾、输尿管、膀胱、尿道、肺、垂体、生殖腺、下身淋巴结等。

3）反应点：命门点、肾点、肝点、心点、三焦点、心悸点、安眠点、会阴点等。

4）全息穴：肾穴、肝胆穴、生殖穴、心肺穴等。

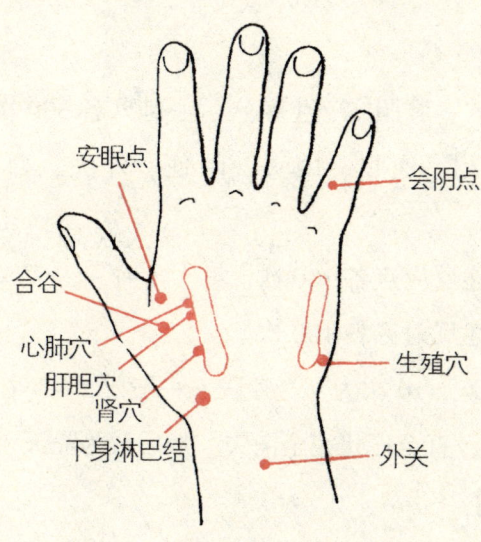

图 4-41　前列腺疾病的取穴（一）

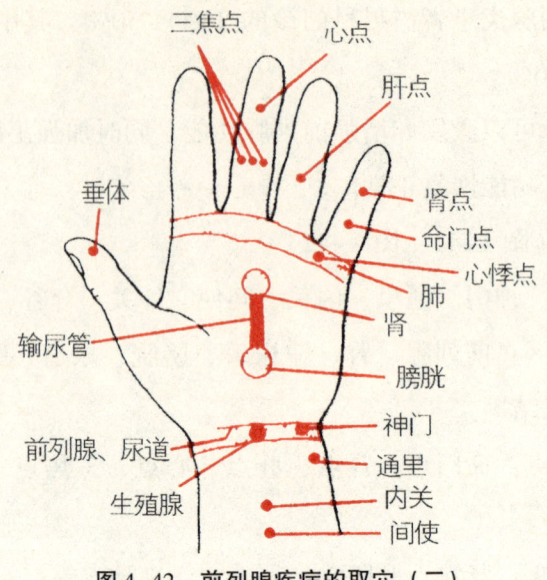

图 4-42 前列腺疾病的取穴（二）

【按摩方法】

1）掐按肾穴、肝胆穴、生殖穴、心肺穴各 300 次。

2）按揉神门、通里、内关、间使、外关、合谷、曲池各 50～100 次。

3）点揉上述反应点各 100 次。

4）推按上述反射区各 100 次。

每天按摩 1 次，10 次为一个疗程。一般要 2～3 个疗程方能见效，见效后需持续治疗，直至症状完全消失。然后改为隔天 1 次，以巩固疗效。

【注意事项】

①急性前列腺炎高热有化脓趋势，应以药物治疗为主。慢性前列腺炎配合前列腺按摩（此法需专业医生做），每周 1～2 次，有助于排出前列腺内的炎性物，增加前列腺的血液循环，但用力不可过猛。

②注意饮食起居，节制或避免房事。

③温水坐浴，每次 20 分钟，每天 2 次，有助于缓解症状。

④打太极拳、练内养功等以增强体质，但不要过度疲劳。

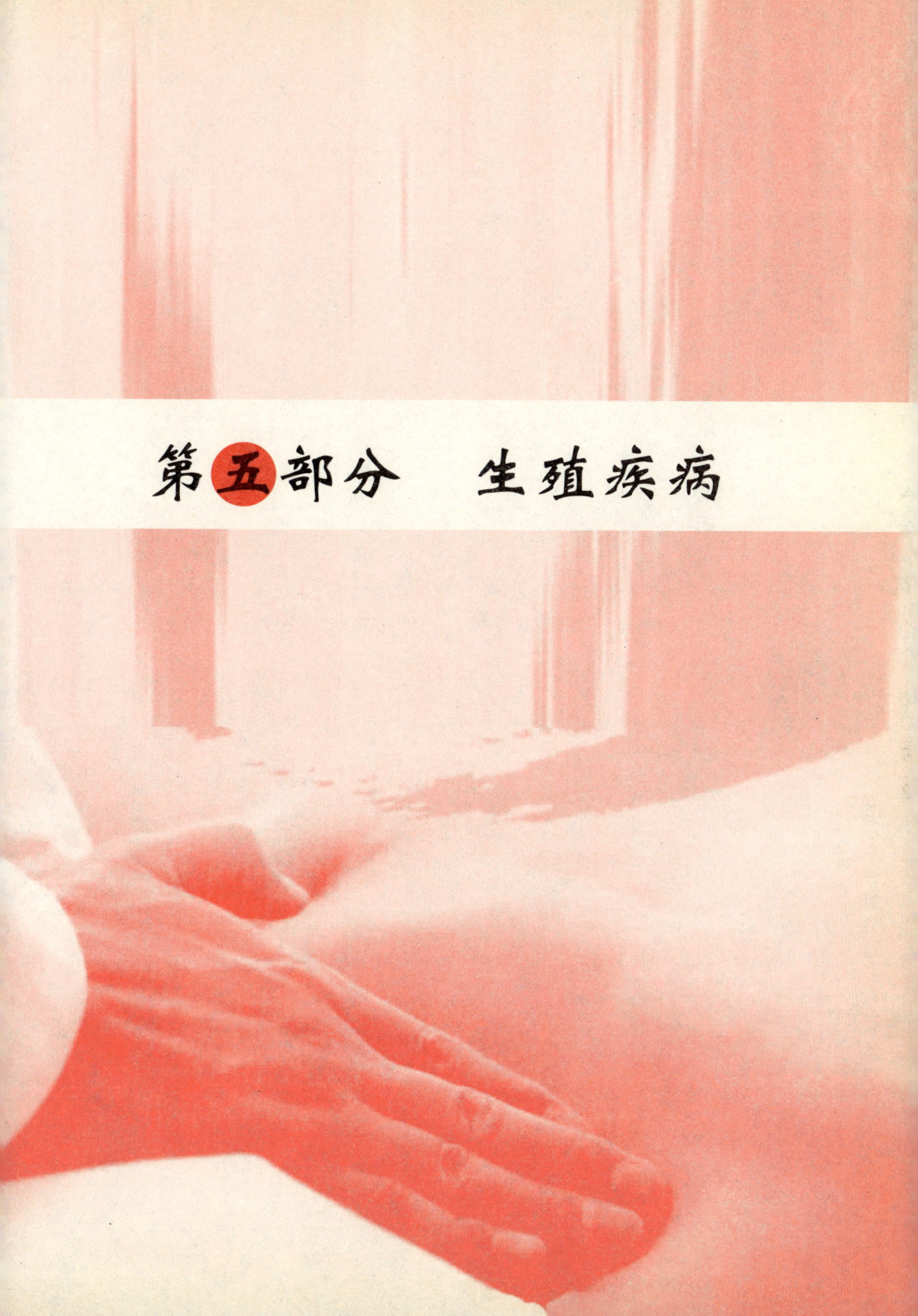

第五部分 生殖疾病

1. 性冷淡

性冷淡是指女性对房事没有兴趣，行房事时不能进入性高潮的妇科病症。性冷淡症的常见病因是由于对性知识了解不足而产生的心理障碍，情绪抑制、恐惧，精神紧张，性生活不协调，卵巢功能不良，脑垂体前叶机能减退，促性腺激素及肾上腺皮质激素分泌功能失调等因素所致。

中医学认为性冷淡症主要与肝肾阴虚有关，因而手部按摩通过滋补肝肾，加强性腺功能来达到治疗目的。

【选穴】（图5-1，图5-2）

1）经穴：内关、神门、孔最、合谷、支沟等。

2）反射区：肾、生殖腺、肾上腺、输尿管、膀胱、肺、阴道、子宫、甲状腺、大脑、腰椎、骶骨、尾骨、腹股沟、乳房、肝、心脏、脾等。

3）反应点：命门点、肾点、肝点、脾点、三焦点、心悸点、会阴点、后头点等。

4）全息穴：生殖穴、肾穴、肝胆穴等。

【按摩方法】

1）按揉内关、神门、孔最、合谷、支沟各30～50次。

2）按揉生殖穴、肾穴、肝胆穴各100～200次。

3）点揉上述反应点各100次。

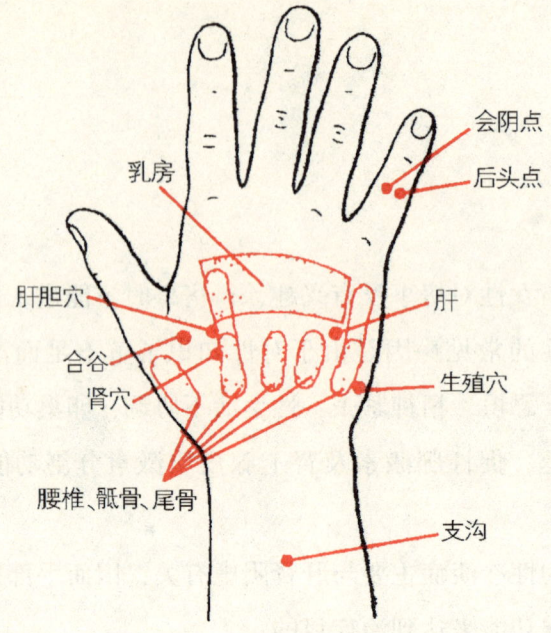

图 5-1 性冷淡的选穴（一）

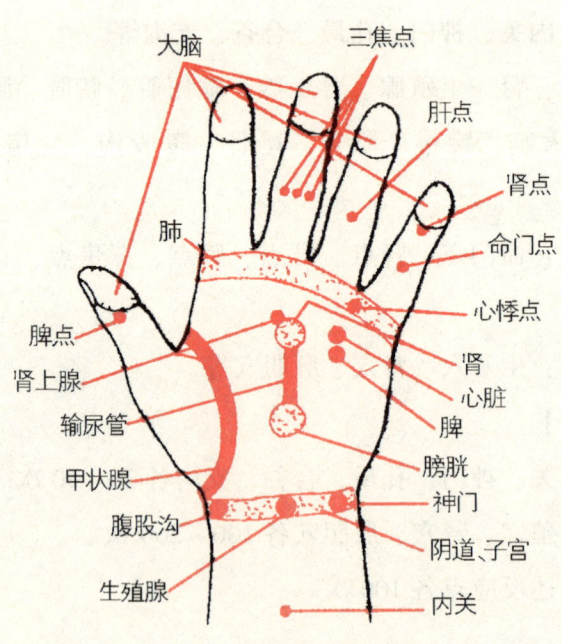

图 5-2 性冷淡的选穴（二）

4）推按肾、生殖腺、肾上腺、输尿管、膀胱、肺、阴道、子宫各200次。

5）点揉甲状腺、大脑、腰椎、骶骨、尾骨、腹股沟、乳房、肝、心脏、脾各50次。每天按摩1次，1个月为一个疗程。

【注意事项】

①治疗的同时最好进行一次妇科的全面检查，以排除器质性病变。

②配合服用六味地黄丸，每天3次，每次8粒。

③患者要注意饮食起居，保持愉快的心情，加强身体锻炼。

④治疗期间必须节制性生活，患者配偶要注意培养其性趣，不可草率行事。

2. 遗精

遗精是指成年男性不因性活动而精液外泄的一种生殖系统病症。梦中而遗者称为梦遗，无梦而遗者称为滑精。一般成年未婚男子或夫妇分居两地者，每月有1~2次遗精现象，为正常生理反应。一周数次，甚或一夜数次，或在有正常性生活情况下经常遗精，或清醒时精液流出并伴有神疲乏力，精神不振，头晕耳鸣，腰酸腿软等症状者，都属病态。

遗精的发生主要与肾的功能失调有关，一般认为滑精比梦遗严重。手部按摩可以清热除湿，交通心肾，补肾固精，能调节内分泌活动，平衡激素，通过神经—体液调节，不仅能维持正常精神思维活动，而且还能调理性机能活动，有利于遗精的治疗恢复。

【选穴】（图5-3，图5-4）

1）经穴：神门、通里、内关、间使、外关等。

2）反射区：肾、肾上腺、心脏、输尿管、膀胱、肺、大脑、垂体、生殖腺、前列腺、阴茎、甲状腺等。

3）反应点：命门点、肾点、肝点、心点、三焦点、心悸点、安眠点、会阴点、痉挛刺激点等。

4）全息穴：生殖穴、肾穴、肝胆穴、心肺穴等。

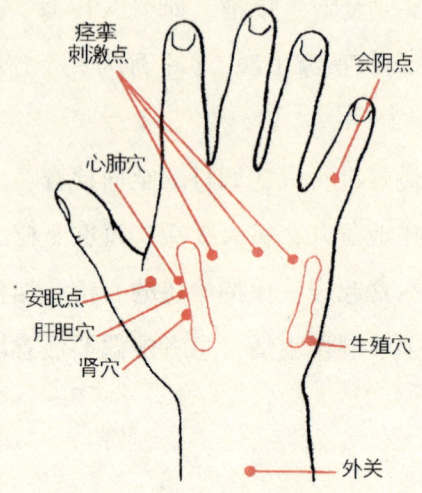

图 5-3 遗精的选穴（一）

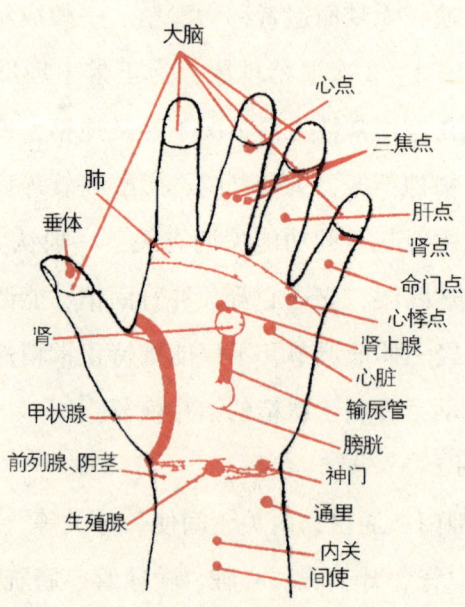

图 5-4 遗精的选穴（二）

【按摩方法】

1）按揉神门、通里、内关、间使、外关各 50～100 次。

2）掐按生殖穴、肾穴、肝胆穴、心肺穴各 300 次。

3）点按上述反应点各 50～100 次。

4）推按或点按上述反射区各 100 次。

每天按摩 1 次，10 次为一个疗程。需持续 3～4 个疗程，症状明显好转后，可逐渐改为隔天 1 次，再坚持 1～2 个月以巩固疗效。

【注意事项】

①患者应清心寡欲，摈弃杂念，惜精养神。

②加强身体锻炼，但不要过度疲劳。

③节制性生活，戒绝手淫，禁看淫书及淫秽录像。

④养成侧卧习惯，被褥不宜过厚，衬裤不宜过紧。

⑤忌食辛辣刺激食物，戒烟酒及咖啡。

⑥早泄病症可参照本节施治。

3. 阳痿

阳痿是指成年男子出现阴茎不能勃起或勃起不坚，以致不能完成性交的一种病症。阳痿可由器质性病变或精神心理因素造成。器质性病变引起阳痿的表现为阴茎任何时候都不能勃起，而精神心理因素所致的阳痿表现为阴茎在性生活时不能勃起，或在进入阴道后松弛。临床所见阳痿大多由精神心理因素造成，这种阳痿往往可与性欲降低和排精障碍同时存在，也可单独出现。阴茎不能勃起极容易受精神心理状态的影响，如疲劳、焦虑、情绪波动，甚至短暂的注意力转移等。偶然的一时性阳痿可在正常性生活中出现，不能视为病态。正常男性中的半数均有这种现象，属于正常范围的一时性改变，但在大部分人却可引起较大精神负担，成为继发性阳痿的原因。阳痿病人常伴有头晕目眩、心烦神疲、面色萎黄、夜寐多梦、食欲不佳、腰酸耳鸣等。

中医学认为阳痿多由房室劳损、肝肾不足、命门火衰引起。手部按摩在激发补肾壮阳功能的基础上，益气养血、疏肝理气、活血化瘀，从而能促进垂体-肾上腺-生殖腺的激素分泌，增强性机能活动，达到治疗目的。

【选穴】（图5-5，图5-6）

1）经穴：神门、内关、外关、少府、劳宫等。

2）反射区：肾、肾上腺、肝、心脏、输尿管、膀胱、肺、垂体、睾丸、阴茎、脾、胃、腹股沟、腹腔神经丛、脊椎各区等。

3）反应点：命门点、肾点、肝点、心点、三焦点、心悸点、安眠点、会阴点、痉挛刺激点等。

4）全息穴：生殖穴、肾穴、肝胆穴、心肺穴等。

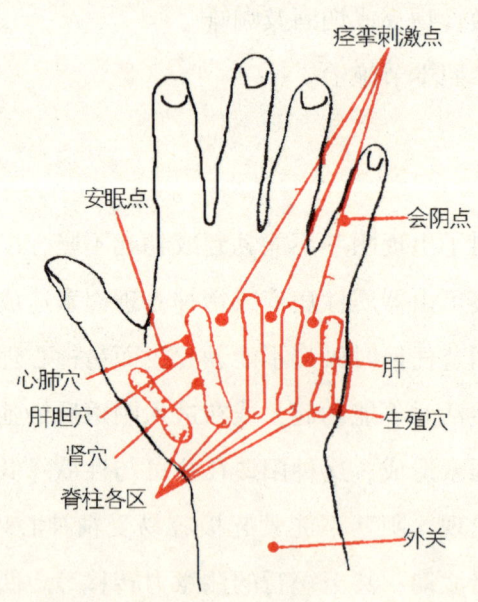

图5-5　阳痿的选穴（一）

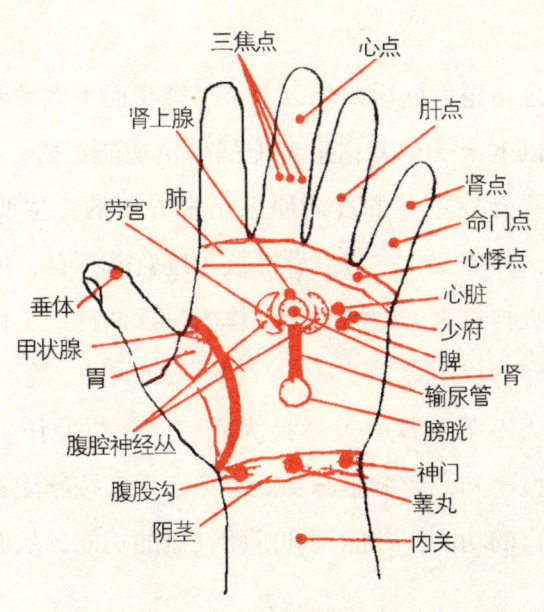

图 5-6 阳痿的选穴（二）

【按摩方法】

1）点按神门、内关、外关、少府、劳宫各 50 次。

2）掐按生殖穴、肾穴、肝胆穴、心肺穴各 300 次。

3）点按上述反应点各 100～200 次。

4）推按或点按上述反射区各 100 次。

每天按摩 1 次，一个月为一个疗程。如有效，必须重复 2～3 个疗程，以巩固疗效。

【注意事项】

①治疗时应多加解释和安慰，消除紧张心理将有助于治疗。

②患者应节制性生活，戒绝手淫。

③要起居有节，劳逸结合，心情舒畅，加强营养，加强体育锻炼。

④治愈后更忌纵欲，否则会复患阳痿。

4. 不孕

女性不孕是指婚后同居两年以上未经避孕而不怀孕者，或婚后曾有妊娠而隔两年以上未受孕者，患者配偶生殖功能正常。前者为原发性，后者为继发性。女性不孕的发病原因是多方面的，主要原因有精神紧张，过度焦虑，环境变化，过度营养或重度营养不良，内分泌失调，急慢性传染病，吸烟过多，饮酒过量，体力过度消耗，工作负担过重，子宫、卵巢或输卵管疾病等。

中医学认为不孕与肾的关系最为密切，并与冲任、子宫的功能失调，或脏腑气血不和，影响胞脉功能有关。手部按摩能补肾益肾，协调冲任，增强子宫的功能，并能调和脏腑气血的功能，从而使胞脉恢复正常的功能。

【选穴】（图5-7，图5-8）

1）经穴：内关、神门、孔最、合谷、支沟等。

2）反射区：肾、肾上腺、生殖腺、输尿管、膀胱、肺、阴道、子宫、腹股沟、垂体、甲状旁腺、大脑、乳房、肝、胆、脾、胃、甲状腺、小肠、大肠各区、脊柱各区等。

3）反应点：命门点、肾点、肝点、脾点、三焦点、心悸点、会阴点、后头点等。

4）全息穴：生殖穴、肾穴、肝胆穴等。

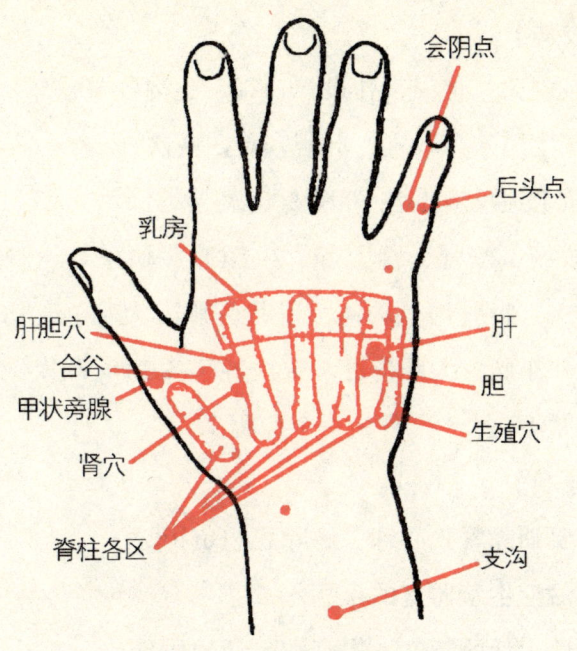

图 5-7 不孕的选穴（一）

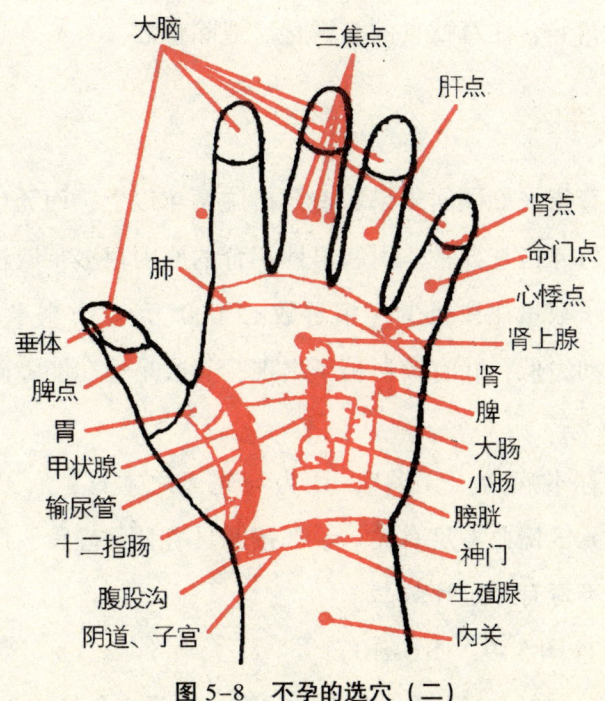

图 5-8 不孕的选穴（二）

【按摩方法】

1）点按内关、神门、孔最、合谷、支沟各50次。

2）掐按生殖穴、肾穴、肝胆穴各300次。

3）点按上述反应点各100~200次。

4）推按、点按肾、肾上腺、生殖腺、输尿管、膀胱、肺、阴道、子宫各200次，腹股沟、垂体、甲状旁腺、大脑、乳房、肝、胆、脾、胃、甲状腺、小肠、大肠各区、脊柱各区各30~50次。

每天按摩1次，3个月为一个疗程。

【注意事项】

①患者要消除紧张心理，解除思想负担。

②积极治疗生殖器官的疾病。

③减少性生活的频度，提高性生活的质量。

④积极参加适合自身的体育锻炼，劳逸结合。

⑤调整营养，注意饮食的多样化。戒除烟酒。

5. 不育

男性不育指夫妇同居未采取避孕措施两年以上，而无生育者。女方检查正常，男方检查异常。引起男性不育的原因很多，以精液异常为首要原因，精子数量往往减少（精子数<2 000万/立方毫米），而且精子质量差，活动力低，并有畸形精子出现；其次是性功能障碍及生殖器官疾病等。

中医学称本病为"无嗣"，认为与先天之本肾，后天之本脾及任脉、冲脉的元气精血不足有关。手部按摩具有补肾健脾、调和冲任等作用，故治疗不育有一定疗效。

【选穴】（图5-9，图5-10）

1）经穴：神门、通里、内关、间使、外关、合谷、曲池等。

2）反射区：肾、肾上腺、脾、生殖腺、输尿管、膀胱、肺、垂体、心脏、肝、胃、前列腺、脊柱各区等。

3）反应点：命门点、肾点、肝点、心点、三焦点、心悸点、安眠点、会阴点、痉挛刺激点等。

4）全息穴：生殖穴、肾穴、肝胆穴、心肺穴等。

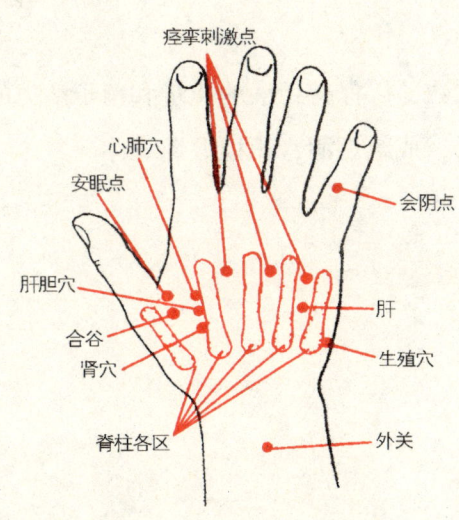

图 5-9 不育的选穴（一）

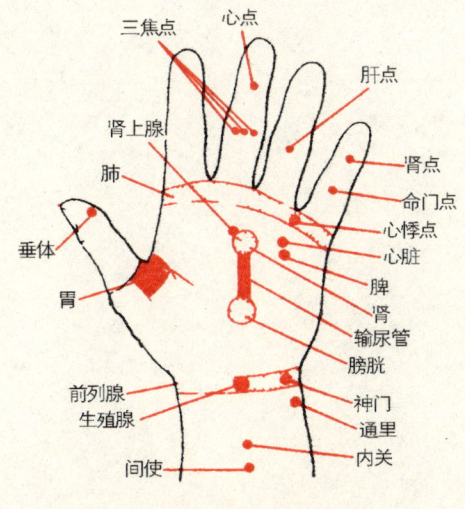

图 5-10 不育的选穴（二）

【按摩方法】

按揉上述选穴各 100~300 次。

每天按摩 1 次，3 个月为一个疗程。

【注意事项】

①有生殖器官先天疾病或异常，应先施行手术和相应的治疗，然后再进行手部按摩。

②减少性生活次数，以保持精液的质量和精子活力的充沛。

③注意饮食起居，戒绝烟酒，积极锻炼身体。